幸福文化

幸福
文化

特效中草藥足浴

Foot Bath

養生教授——吳宏乾

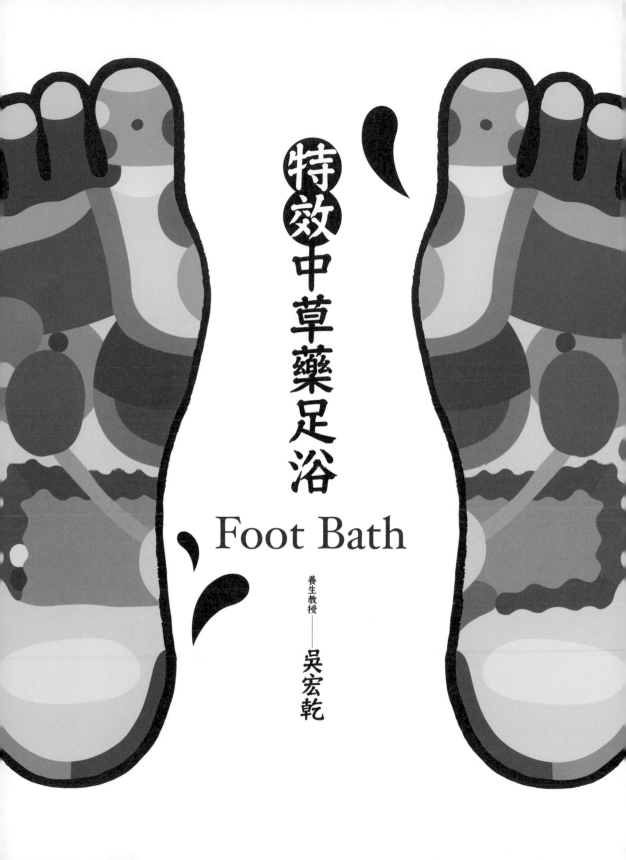

前言

雙城記中有一句大家耳熟能詳的句子：「這是最好的時代，也是最壞的時代」。現在是最好的時代，我們擁有各式各樣先進貼心的科技，可以吃到世界各地的美食，住在前人無法想像的舒適空間裡。但現在也是最壞的時代，面對著空氣污染，每季不斷更新的流行感冒，令人摸不著頭緒的氣候變遷，越來越大的工作壓力，我們的健康也開始遭受威脅。

所幸，幾千年前老祖宗留下的智慧仍然讓我們受用至今，中醫講究的是「上工治未病」，其實就是近年來最流行的「預防醫學」，用更通俗的講法來說，就是「養生」。

「足浴」便是一個讓忙碌的現代人可以將放鬆心神與保健養身合而為一的妙方。利用熱水、藥物的熏洗以及按摩，來刺激足部的穴位與反射區，增進氣血循環以達到強身的效果。如此「簡廉速效」的養生方式，值得所有忙碌疲勞的現代人嘗試，也期許「足浴」這樣的養生方式，能潤物細無聲地深入人群，成為大眾日常生活的一部分。

目錄

前言……003

·第一章·

泡腳防治百病……017

認識足浴……018

✦足浴前的準備……019

足浴的器材……019

適合的水溫……020

適合的水位高度……021

足浴應該泡多久呢？……021

何時進行足浴最好？……023

✦足浴進行中……026

足浴時可使用的小物……026

足浴中的注意事項……027
足浴中感到不適時的處理方法……028
✦足浴後的保養……029
擦乾腳部……029
補充水分……029
足浴後的抬腿……030
足浴後的按摩……030
✦我適合足浴嗎？……030
大部分的人都適合足浴……030
孕婦及經期婦女……031
糖尿病患者……031
嬰幼兒……031
具有嚴重出血症狀的患者……032
心力衰竭、腎衰竭、心肌梗塞、肝壞死…等危重症患者……032
急性中毒、急性傳染病或外科急症的患者……032
足部有外傷、感染或嚴重靜脈曲張的患者……033
足部有濕疹、水珠、水泡的患者……033

·第二章·

簡便的廚房足浴湯藥……035

✦ **生薑**：感冒、失眠、風濕病、手腳冰冷……036
✦ **艾葉**：感冒、咳嗽、腹瀉、濕疹、皮膚搔癢、降虛火……038
✦ **大黃**：降實火、便秘、靜脈曲張、皮膚病、修復皮膚……039
✦ **花椒**：去除寒濕、高血壓、減少白髮、腳氣病……041
✦ **茶葉**：腳臭、皮膚病、精神緊張、足跟裂、預防凍瘡……042
✦ **陳皮**：排除寒溼、潤腸通便、滋潤肌膚、改善手腳冰冷……043
✦ **藿香**：排除寒溼、潤腸通便、滋潤肌膚、改善手腳冰冷……045
✦ **酒**：溫通經絡、活血化瘀、增強血液循環、抑菌、治療腳臭……046
✦ **食鹽**：防治腳氣、抑菌、去角質、滋補腎臟、延緩衰老……047
✦ **醋**：防治腳氣、腳臭、紓解肌肉、開餵養肝……048

·第三章·

先認識足部解剖結構……051

第四章
足部經絡主治全身各種病症……061
✦足陽明胃經……064
主治胃病、腸炎、腹瀉、消化不良、頭痛、牙痛、眼部疾病、喉嚨痛。
✦足少陽膽經……065
主治偏頭痛、耳聾耳鳴、各式眼疾、脅肋痛、肝膽疾病以及身體側邊、腿部外側疼痛。
✦足太陽膀胱經……066
主治眼病、頭痛、頸椎病、感冒、肩背痛、腰背痛、心血管疾病、泌尿道疾病、消化道疾病。
✦足太陰脾經……067
主治胃痛、嘔吐、腹脹、腹瀉、消化不良；黃疸、心痛、舌痛；生理期、產後修復、肌肉無力。
✦足厥陰肝經……068
主治頭痛眩暈、顏面神經失調、各式眼病、癲癇、肝炎、膽道疾病、脅肋痛、生理痛、尿道炎、生殖器感染。

足少陰腎經……069
主治頻尿、漏尿、腰膝痠軟、喉嚨發炎、頭暈耳鳴、視力減退、腰腿麻痺、疲倦無力；面色發黑、皮膚失去光澤、舌乾。

·第五章·

足部重要穴道，按到病除……071

三陰交穴……074
健脾益氣、調肝補腎；調節氣血、提升脾胃功能，促進營養吸收；消班美顏；經期不適、更年期綜合症

足三里穴……076
滋補腎臟；降低血脂、治療便秘、心悸氣短、失眠、頭暈。

湧泉穴……078
治高血壓、心血管問題；賀爾蒙、內分泌失調；失眠、上火；骨頭、頭髮。

太衝穴……080
調理全身的氣機；疏瀉肝火，調節不良情緒。

✦**太谿穴**……082
治畏寒、四肢冰冷、嗜睡、頭暈目眩、腎陰虛引起的耳鳴、失眠、多夢。

✦**陰陵泉穴**……084
治腹瀉、腹脹、水腫；下肢水腫、膝蓋疼痛；痰濕。

✦**委中穴**……086
增強免疫力、輕微感冒；腰背痠痛。

✦**陽陵泉穴**……088
治太陽穴附近的偏頭痛、胸脅脹滿、陰部搔癢不適、白帶較多。

✦**公孫穴**……090
治腹中積食、脹氣、吸收或消化不良；排除體內濕氣使經絡暢通、增加代謝；加強營養的消化吸收。

✦**曲泉穴**……092
治小便不利、陽萎、白帶問題。

✦**崑崙穴**……094
治療腰痛；頭痛目眩、流鼻血。

✦**承山穴**……096
消除蘿蔔腿；排濕

·第六章·

按摩足部反射區加強功效……099

✦雙足底反射區……100
✦腳外側反射區……102
✦腳內側反射區……103
✦腳背反射區……104
✦額竇、大腦、小腦及腦幹反射區……106
✦平衡器官（內耳迷路）反射區……107
✦眼、耳、鼻反射區……108
✦肝臟反射區……109
✦肺與支氣管反射區……110
✦胸部反射區……110
✦胃、小腸反射區……111
✦腎臟反射區……112
✦子宮與前列腺反射區……113

第七章

用中藥草足浴遠離疾病……115

✦感冒

▼風寒型感冒

足浴配方：羌活、桂枝、生薑、藿香……118

▼風熱型感冒

足浴配方：連翹、金銀花、防風、生梔子……118

穴位按摩：委中、崑崙、足三里……119

反射區按摩：額竇反射區、鼻反射區、肺與支氣管反射區……0120

✦失眠

足浴配方：生梔子、遠志、丹參、黃芩……123

穴道按摩：湧泉、然谷……123

反射區按摩：心反射區、失眠點……124

✦高血壓

▼肝陽亢盛型高血壓

足浴配方：鉤藤、柴胡、夏枯草、刺蒺藜……127

穴道按摩：太沖、崑崙、陽陵泉……128

反射區按摩：肝反射區、內耳迷路反射區……129

▼身體虛弱型高血壓
足浴配方：枸杞子、沙參、茯苓、半夏……130
穴道按摩：足三里、湧泉、崑崙……131
反射區按摩：腎反射區、小腦及腦幹反射區……132

✦胃病

▼壓力、勞累使肝氣鬱結甚至肝火旺盛型
足浴配方：陳皮、木香、枳殼……135
穴道按摩：太衝、足三里……136
反射區按摩：肝反射區、胃反射區、脾反射區……137
▼消化不良、胃部不舒型
足浴配方：黨參、茯苓、白朮……138
穴位按摩：足三里、公孫……139
反射區按摩：胃反射區、脾反射區、小腸反射區……140

✦便祕

▼體內燥熱過盛便秘型
足浴配方：大黃、枳實、厚朴、麥門冬……142
穴道按摩：太衝、承山、足三里……143
反射區按摩：直腸反射區、肝反射區……147

▼氣血津液不足所造成的氣秘及虛秘型
足浴配方：黃耆、肉蓯蓉、桃仁、栝樓仁……145
穴道按摩：陰陵泉、太谿……146
反射區按摩：腎反射區、直腸反射區……147
✦工作壓力大
足浴配方：鉤藤、柴胡、炒梔子、當歸、木香……149
穴道按摩：太衝、湧泉……150
反射區按摩：心反射區、肝反射區、額竇反射區……151
✦經期不適症
足浴配方：艾葉、益母草、延胡索……155
穴道按摩：三陰交、陰陵泉……156
反射區按摩：子宮反射區、生殖腺反射區……157
✦增強免疫力
▼調氣型
足浴配方：柴胡、夜交藤、當歸、川楝子、陳皮……160
穴道按摩：足三里、委中……161
反射區按摩：肝反射區、大腦反射區、額竇反射區、腦垂體反射區……161

▼調虛型
足浴配方：淫羊藿、白芍、丹參、當歸……163
穴道按摩：三陰交、太谿……164
反射區按摩：腎反射區、脾反射區、心反射區……165

✦減肥
▼痰濕型肥胖
足浴配方：荷葉、澤瀉、大黃、陳皮……168
穴道按摩：豐隆、然谷、承山……169
反射區按摩：胃反射區、直腸反射區、輸尿管反射區……170
▼氣虛型肥胖
足浴配方：黨參、白朮、桂枝、黃耆……171
穴道按摩：足三里、然谷……172
反射區按摩：腎反射區、脾反射區……173

✦頭痛
足浴配方：菊花、桑葉、桑枝、夏枯草……175
穴道按摩：太衝、崑崙……176
反射區按摩：大腦反射區、頸椎反射區……177

·第八章·

養生就四季來足浴！……079

✦春天洗腳，昇陽固脫……182
足浴配方：桂枝、升麻、菊花、香附……183
穴位按摩：太衝、湧泉……184
反射區按摩：大腦反射區、額竇反射區、肝反射區……185
✦夏天洗腳，解暑去濕……186
足浴配方：石斛、荷葉、茯苓、甘草……187
穴位按摩：豐隆、足三里、陰陵泉……188
反射區按摩：脾反射區、膀胱反射區、腦垂體反射區……189
✦秋天洗腳，潤肺養陰……190
足浴配方：麥冬、沙參……191
穴位按摩：太谿、陰陵泉……192
反射區按摩：肺及支氣管反射區、鼻反射區、心反射區……193
✦冬天洗腳，溫暖丹田……194
足浴配方：肉桂、艾葉、陳皮、枳實……195
穴位按摩：湧泉、太谿……196
反射區按摩：腎反射區、生殖腺反射區、腦垂體反射區……197

第一章

泡腳防治百病

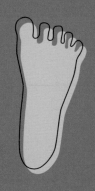

認識足浴

「千里之行，始於足下」這句話真的不只是說說而已，雙腳是人體最重要的支撐點。根據統計，人類一生平均行走超過十七萬七千公里，大約是繞台灣一百八十八圈，加諸在足部的總重量高達一億八千萬公噸以上。由此可見，雙腳是身體最疲勞的部位之一。

既然雙腳在日常生活中扮演了如此重要的角色，我們該如何放鬆勞苦功高的雙腳呢？足浴會是一個好選擇。

足浴，又稱為泡足、洗腳，是風靡古今華人的特有文化。足浴流行至今的原因不外乎是簡便、實惠、有效。利用熱水的溫度、浮力、阻力以及藥物的薰洗，刺激足部穴位及反射區、促進氣血循環，以達到放鬆下肢肌肉、筋骨的作用，更具有增加全身新陳代謝、改善內臟功能及平衡內分泌的效果，可說是「牽一『足』，通全身」。

藉由薰蒸足部改善全身健康狀況，這個治療方式由來已久。早在兩千多年前的東周，即有利用草藥「薰、蒸、浸、泡」身體的紀載，且身為史上最長壽皇帝之一的乾隆皇帝也是足浴的愛好者，用「晨起三百步，晚間一盆湯」為足部養生法做了一個總結。**俗諺也說：「睡前洗腳，勝吃補藥」，可見足浴對於身體保健的良好功效。**

〈一〉足浴前的準備

✦足浴的器材

木桶

這裡的木桶指的是木製直桶，一般以雲杉、香柏木、橡木、檜木等為材料。保溫效果較差，因為進行足浴時要添加二至三次熱水，但優點是價格親民，且不易與中藥的鞣酸產生反應。

陶瓷桶

陶瓷桶是不錯的足浴選擇，優點是不會和藥物起化學作用，也沒有塑化劑的疑慮，缺點是容易打破。

足浴機

市面上也有販賣足浴機，優點是有保溫效果、震動按摩、內置藥盒等功能，但缺點是價格較高。

・小叮嚀・ **不要使用金屬盆器**

因金屬盆器會與中藥的鞣酸反應，產生有害物質——鞣酸鐵，故不宜做為足浴的容器。

✦適合的水溫

以攝氏三十八至四十二度為宜

足浴的水溫應略高於人體體溫，但也不宜過高。當水溫太高時，容易破壞皮膚角質層而造成足部乾裂，且有燙傷的危險，同時也會因下肢血管過度擴張，使血液大量流向下肢而減少腦部供血，造成頭暈胸悶，嚴重時甚至會昏厥。但水溫太低會造成血管收縮，同樣不利健康。

✦適合的水位高度

足浴時的水位應高於腳踝，約在三陰交穴（見第74頁）。如果桶子夠高，可以泡至足三里穴（見第76頁），或可以泡至膝蓋。如果桶子不夠高，可以用毛巾沾熱水覆蓋在膝蓋和小腿處。小腿有「人體的第二顆心臟」之稱，因為腳是人體離心臟最遠的部位，小腿的肌肉對於血液回流有極大的貢獻，故藉由足浴來放鬆肌肉以及協助血液循環是很有幫助的。

高水位足浴適用於下肢的風濕痛、麻木、神經性末稍炎、小腿腓腸肌拉傷、痙攣、血管阻塞性血管炎、下肢的皮膚病等等。

✦足浴應該泡多久呢？

一般進行十至三十分鐘

「過猶不及」，足浴雖能增進身體健康，但由於足浴會加快血液循環、心跳加快，若足浴時間太

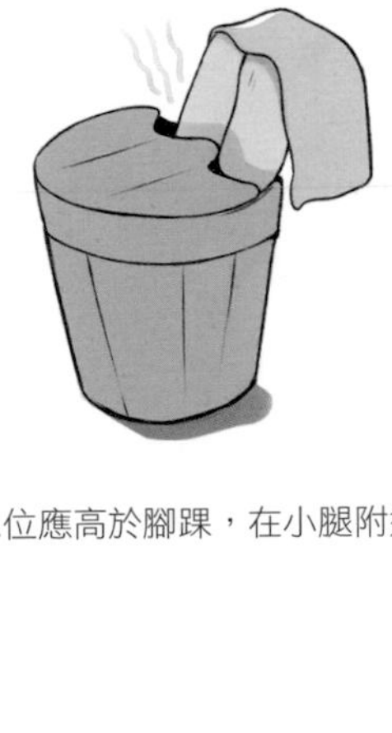

▲水位應高於腳踝，在小腿附近為佳

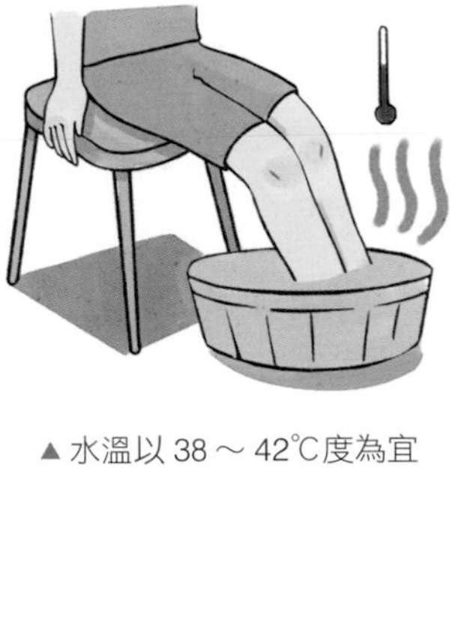

▲水溫以 38 ～ 42℃度為宜

長，反而容易造成心臟負擔。故適宜的足浴時間與水溫相關，如果水溫維持在攝氏四十至四十二度，一般泡十至十五分鐘即可。如果水溫維持在攝氏三十八至三十九度，可以泡二十至三十分鐘。原則上後背及額頭微微發汗時便可停止，這樣既能產生足浴的效果，亦不至於使身體感到不適。

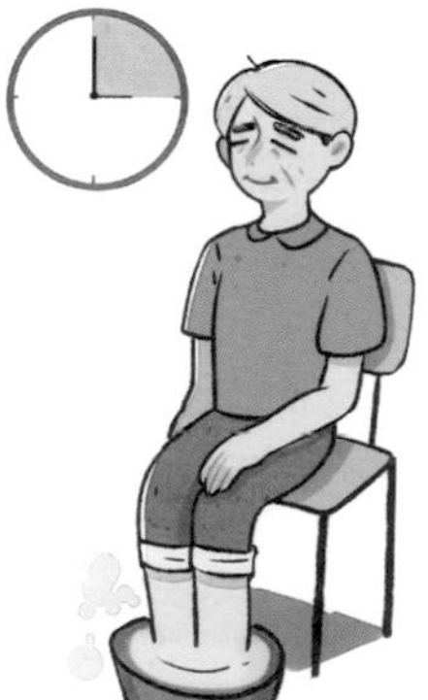

▲老年人泡 15 分鐘左右

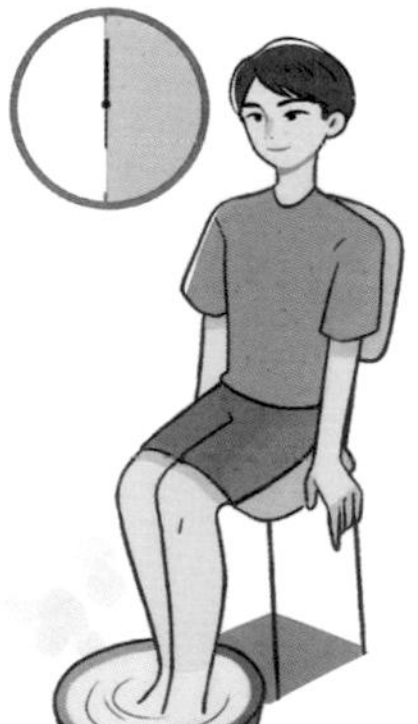

▲年輕人泡 30 分鐘左右

・小叮嚀・ 足浴需特別注意的事項

① 老年人注意：若體虛或有高血壓、血管硬化等心血管疾病，則應控制在十五分鐘內、攝氏四十度以下，避免因血液快速流動、時間太久而造成身體的不適。

② 流汗後注意：要將汗擦掉，不可吹風，而且要適當保暖，以免風邪入侵而感冒、過敏。

② 泡腳後注意：記得擦乾，並且塗上滋潤乳液，以防乾燥、龜裂、癢疹。

✦ 何時進行足浴最好？

睡前

足浴可以舒緩足部肌肉並放鬆神經，蘇東坡有句詩說：「主人勸我洗足眠，倒床不復聞鐘鼓。」由此可見，足浴的助眠效果之好，自古皆然，一般在睡前一小時泡腳，可有效助眠。但少數失眠的患者有可能會發生泡腳後精神更好的情形，建議可將泡腳時間移至睡前二小時。

飯後二小時

飯後二小時即可進行足浴，因為此時食物已經消化完成，體內也有充足的血糖，故可進行足浴來增進體內循環。若計畫晚上足浴，則晚餐應盡量選擇易消化食物。

依據經絡循行時間進行足浴

一般來說，建議大部分的人在睡前一到兩個小時進行足浴，而時間較有餘裕的人群，其實也可以依照經絡循行的時間來進行足浴，加強專屬臟腑的保養效果。

在中醫的理論中，五臟六腑各有專屬的循行時間，早上五點至七點屬於大腸、早上七點至九點屬於胃、早上九點至十一點屬於脾、中午十一點至下午一點屬於心臟、下午一點至三點屬於小腸、下午三點至五點屬於膀胱、下午五點至七點屬於腎、晚上七點至九點屬於心臟的保護者心包經、晚上九點至十一點屬於通調身體津液的三焦。而該如何利用經絡循行時間來配合足浴呢？舉例來說：若想改善自己的脾胃狀況，可以選擇在上午七點至十一點之間來進行足浴。

此外，膽（晚上十一點至凌晨一點）、肝臟（凌晨一點至三點）、肺臟（凌晨三點至五點）所屬的時間是一般大眾就寢的時間點，難道就無法利用臟腑專屬的時間來進行足浴嗎？其實，中醫有個道理是「虛則補其母」，也可以依照「五行相生的原理」，將足浴時間挪移到相應的時間點。就肝臟和膽而言，兩者五行同屬於「木」，而五行當中「水生木」，所以可以在下午三點至晚上七點、屬於「水」（膀胱、腎）的時間來進行養生。同理，肺臟屬金，而「土生金」，所以可以在早上七點至十一點之間、屬於「土」（胃、脾）的時間點來保養肺臟。

・小叮嚀・

飯後一小時內或空腹時請勿進行足浴

飯後一小時內和空腹時都不宜進行足浴，因剛吃飽時，血液大多會集中在消化系統內協助食物的消化，若我們利用足浴，將血液引導到下半部可能會造成消化不良的情形。而空腹時人體內的血糖較低，若進行足浴較易造成眩暈。

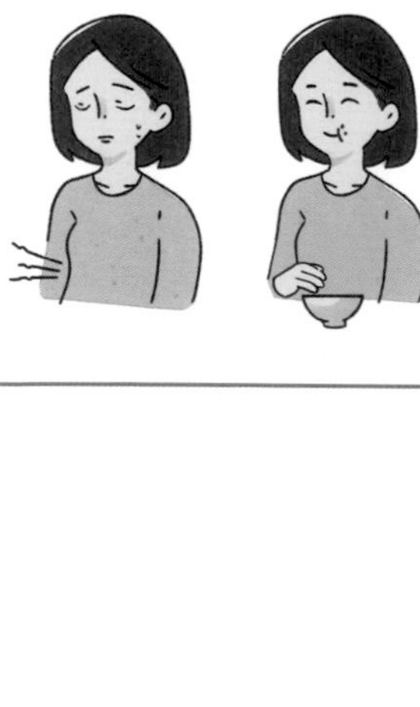

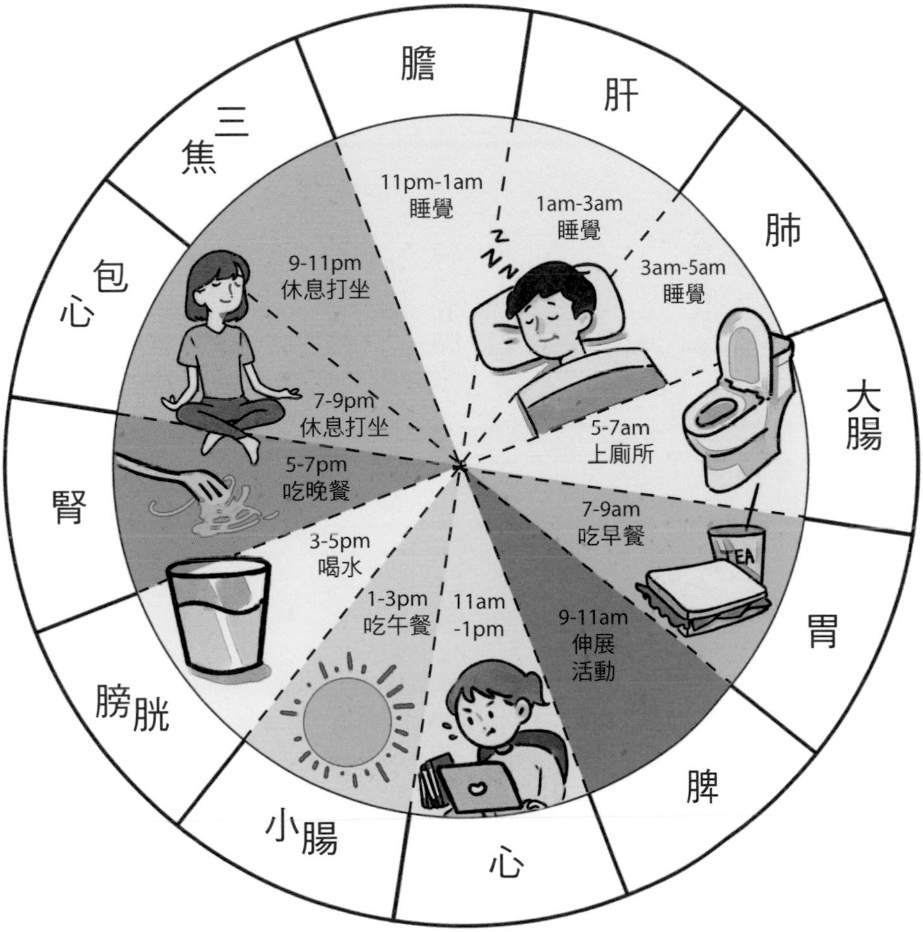

▶ 依據經絡循行時間進行足浴，加強專屬臟腑的保養效果。

〈二〉足浴進行中

✦ 足浴時可使用的小物

鵝卵石

足浴時，若盆底放入一些鵝卵石，一邊泡腳一邊踩踏形狀不同的石頭，可以加強刺激腳底的反射區或穴位，達到「針灸合一」的效果。一般選擇圓滑、大小相近的石頭為佳。**按摩力道務必輕柔，力求陰陽平衡，不傷營衛氧血組織。**

但也不是所有人都適合在足浴時踩踏鵝卵石，老年人和病人大多有血液虧損的情形，若在足浴的情形下進行按摩，會導致更多的血液湧向下肢，容易造成胸悶和頭暈的情形。故老年人和病人在進行足浴時，可以適當的按摩頭部、肩頸及雙臂，將血液上引，改善心腦供血的狀況。

此外，腳部神經較不敏感的人，利用鵝卵石按摩腳底時，要注意溫度和力度，**務必輕柔**，以免摩擦太用力而造成傷口。腳部有拉傷、扭傷等外傷，或是仍在發炎的人，也不適合在足浴中用鵝卵石進行按摩。

刷子

足浴時，利用柔軟的刷子刺激腳底，也是另一種刺激腳底反射區及穴道的方法。刷子可以選擇牙刷或是市面上販售的洗腳刷。按摩力道輕柔適中即可，切勿用力過度。

音樂

進行足浴時，也可以搭配舒緩的輕音樂或自然的音樂來放鬆身心。特別是壓力大或失眠病人效果特別明顯，但不可選擇自己喜歡的練唱歌曲，以免大腦過度活動。

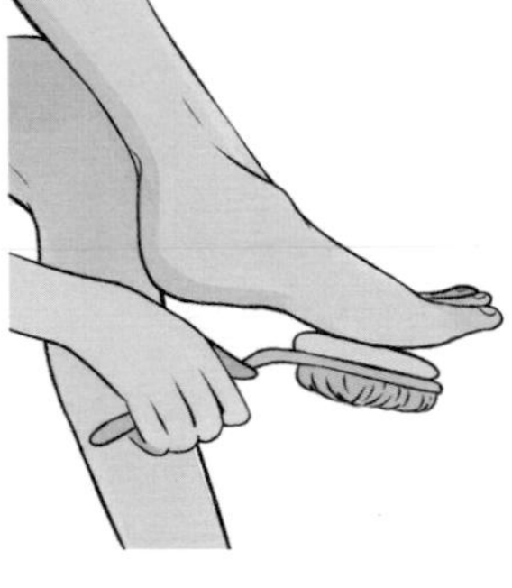

▶利用柔軟的刷子刺激腳底反射區及穴道

✦ 足浴中的注意事項

要清洗足部後再進行足浴

足浴並不等於清潔腳部，應先將腳部清潔乾淨後再進行足浴。除了可以避免汙染水質及導致越泡越髒以外，也可避免髒汙融於熱水以後，經由皮膚進入體內。

不要大力搓擦皮膚

大力搓擦皮膚很容易造成傷口。傷口浸泡在水中，一不小心就會造成感染發炎，反而影響身體健康。

不要受風

足浴進行時，通常會有全身發汗的情形，這也代表著身體將代謝物及寒氣藉由汗水排出體外，但此時，毛細孔是暢通打開的，所以足浴時避風很重要，不然很容易引起感冒，也會使外來風邪進入體內，累積一段時間易造成腰痠腿痛、頭風等常年不癒的慢性疾病。腳受傷的病人進行足浴後，須將水擦乾，並穿襪子保暖，以防風濕。

不要看書或看電視

進行足浴的目的是為了放鬆肌肉及心神，滋養五臟六腑，達到強健身心的目標，而看書及看電視都是消耗心神的活動，在足浴時應該避免。

✦足浴中感到不適的處理方法

首先要做的事情就是停止足浴，並請足浴者躺下且墊高腳部，再讓足浴者喝一些溫開水。這

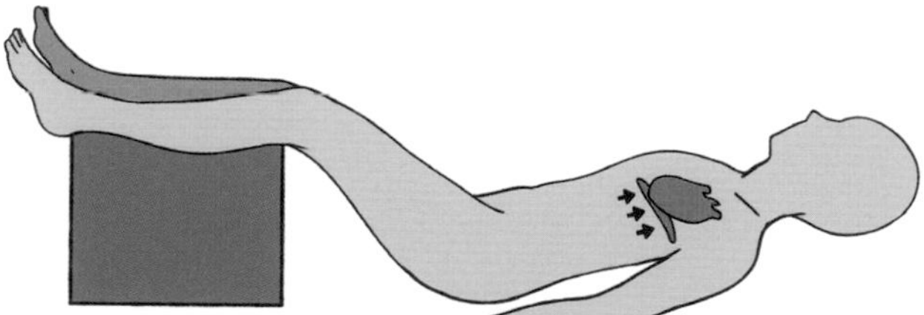

▶躺下且墊高腳部可緩解足浴中感到的不適

些步驟都是為了使血液回流到上半身，尤其是腦部及心臟，提高這些部位的血氧含量即可減輕不適症狀。

〈三〉足浴後的保養

✦擦乾腳部

足浴過後一定要記得擦乾腳上的水分，以免水在蒸發時會帶走足部的熱量。使用毛巾擦乾足部時，可順便用毛巾搓熱腳心。因為腳底有許多的反射區及穴道，刺激穴位可以補虛強身，滋養五臟六腑。不建議使用吹風機，以免燙傷，而且熱風過久也是一種邪氣。

✦補充水分

由於足浴後會出汗，建議足浴後要小口慢慢喝三百至五百毫升的溫開水來補充水分，也可加速廢物代謝排出體外。但有腎臟病或心臟病的患者可以減少飲水量，以免造成身體負擔。

✦足浴後的抬腿

雙腳有水腫或是輕微靜脈曲張沒有傷口的患者，足浴過後可平躺，且將雙腳抬高，並活動小腿或腳掌，有助水腫和靜脈曲張消褪。

✦足浴後的按摩

乾搓腳底並進行足部按摩

足浴過後，我們會用毛巾擦乾腳底，在這個時候也可以利用乾毛巾來搓熱腳底。腳底除了有反射區以外，也有腎經的重要穴位——湧泉穴，可以活躍腎氣，引導腎臟虛火及濁氣下降，並且滋養五臟六腑。也可以徒手，或是藉由按摩器具來按摩腳底的特定穴道及反射區，激發人體的自癒力，達到治療保健的效果。也可以搭配乳液或精油一起按摩，更有放鬆及美容的功效。

我適合足浴嗎？

○大部分的人都適合足浴

足浴是一種適合大部分人的養生方法，除了價格低廉且方便準備以外，更是因為它的適應症非常廣泛，可以用來減緩感冒症狀、保健身體、美容塑身，是日常生活的好幫手。

但再好的養生方式，總是有不適合的人，建議以下幾種人群要在特別注意的情形下進行足浴。

△孕婦及經期婦女

孕期或經期的婦女，其實可以經由足浴來減輕身體的不適，但要注意減少足底反射區的強刺激，比如利用按摩手法來刺激腳底，尤其是孕婦，因刺激腳底的性腺、子宮反射區，易造成胎兒不穩定。

△糖尿病患者

糖尿病患者可以進行足浴，但要注意的是，由於糖尿病患者的末梢神經較為遲鈍，若水溫太高容易造成燙傷，且皮膚表層較為脆弱，受傷感染的機率較高。建議可用溫度計測量水溫。

而以下幾種人群不建議進行足浴。

✕嬰幼兒

以中醫的理論來看，嬰幼兒為「純陽之體」，體中原本就熱多寒少，若再以熱水泡腳，容易導致「上火」的情形。

再者，由於嬰幼兒的足部結構尚未發育成熟，骨頭和關節都非常有彈性，腳底肥厚的脂肪層使足弓不明顯，這種「平足」的情況會一直持續到六歲，小孩子的足部鈣化定型後，足弓才會出現。在這之前，以熱水泡腳，極有可能使幼兒的腳底韌帶鬆弛、足弓無法定型，形成「扁平足」。

✕具有嚴重出血症狀的患者

由於足浴會加速體內血液循環，若有嚴重出血性疾病的患者，諸如咯血、吐血、便血、胃出血、內臟出血等等，會導致出血症狀加重。

✕心力衰竭、腎衰竭、心肌梗塞、肝壞死……等危重症患者

由於身體狀況很不穩定，若冒然刺激足底的反射區或穴位，可能會造成病情複雜化，並不利於主症的治療，弊大於利。

✕急性中毒、急性傳染病或外科急症的患者

急性的症狀不適合用足浴來解決，應直接求助醫師治療，以免耽誤病情。

✕足部有外傷、感染或嚴重靜脈曲張的患者

若足部有外傷或感染，進行足浴後有可能出現加重感染的情形。再者，足浴會增加下肢的血液量，有嚴重靜脈曲張的患者也不適合。

✕ 足部有外傷、感染或嚴重靜脈曲張的患者

若足部有外傷或感染，進行足浴後有可能出現加重感染的情形。再者，足浴會增加下肢的血液量，有嚴重靜脈曲張的患者也不適合。

✕ 足部有濕疹、水珠、水泡的患者

若足部有濕疹、水珠、水泡的患者，因為處於發炎期，足浴過後會加重濕疹發炎或是水泡破裂感染的疑慮。

第二章

簡便的廚房足浴湯藥

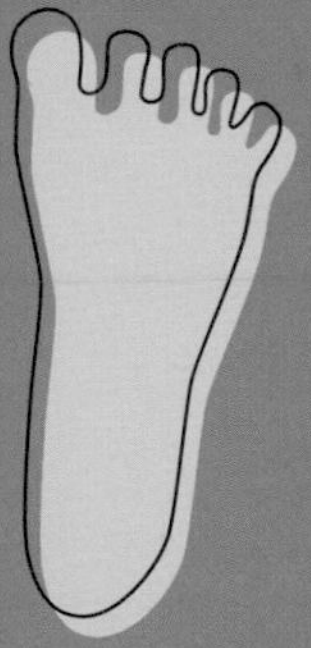

生薑

生薑是廚房裡常見的一種調味品，也是一味中藥。生薑是薑科植物的根莖，味辛而溫，主要成分有：薑辣素、揮發油、薑醇、薑烯…等，入脾、胃、肺經，能發汗解表、溫中止嘔、溫肺止咳、解魚蝦毒…等等，有「薑能疆御百邪」之說。

古人對於薑的養生效果也非常推崇。孔子不單單是偉大的思想家，同時對於養生也頗有研究，在飲食方面定下了很多規矩。孔子的飲食觀在《論語．鄉黨》一篇中描寫得最為細緻，在此孔子提出了十三種「不食」，其中有一種是「不撤薑食」，孔子對於薑情有獨鍾，餐餐佐薑而食，這也是七十三歲高壽的秘訣。

生薑雖然是一項極好的佐料，但也要按照時令吃才能達到養生的目的，俗話說：「冬吃蘿蔔夏吃薑，不勞醫生開藥方」。而生薑除了在食療方面一展長才，也可以用於外治，例如足浴，達到養生的效果。

▼**湯藥組成**：生薑一百克（老薑較好。超市買到的薑即可，不需要是中藥房的乾薑）。

▼**使用方法**：把生薑拍扁後，與三千毫升的攝氏一百度熱水一起倒入足浴桶內，等待水溫降低的同時，先將足部放置在水面上，以水蒸氣薰蒸足

部，當水溫降低到攝氏四十度時，再將腳放入足浴桶中進行足浴，每天一次，三天為一個療程。

▼適應症：感冒、失眠、風濕病、手腳冰冷。

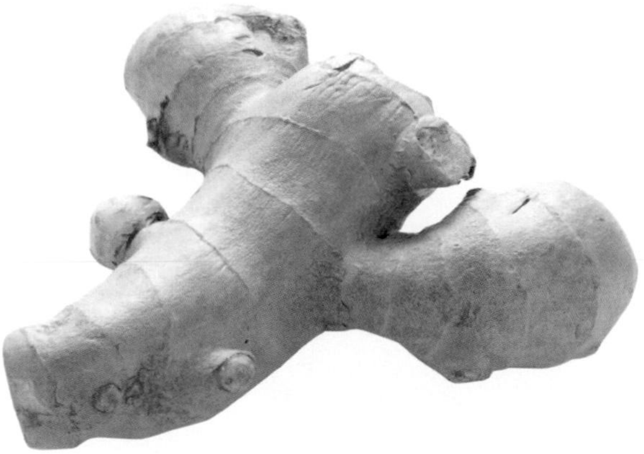

艾葉

每年端午節的時候，家家戶戶都會在門口掛上艾草，傳說可以除穢辟邪，而從中醫的角度來看，因為農曆五月時天氣濕熱，容易孳生蚊蟲及疫病，艾草具有理氣血、去寒濕的功效，更可以拿來驅蚊、入藥，更有俗話說：「家有三年艾，郎中不用來」，可見艾草的功效。

艾葉屬菊科，是多年生草本植物，分布於亞洲及歐洲地區。從中醫的角度來說，艾草的性味為苦、辛、溫，屬肝、脾、腎經，除了理氣血、除寒濕的作用以外，也有溫經、止血、安胎等功能。

艾草的作用非常廣泛，在食療方面，除了是「草仔粿」的原料以外，也可以拿來煲雞湯或直接當作蔬菜食用。在醫療方面，最著名的就是艾灸，孟子說；「七年之病，求三年之艾。」艾灸可以溫通經絡、促進血液循環，尤其適合虛寒症。

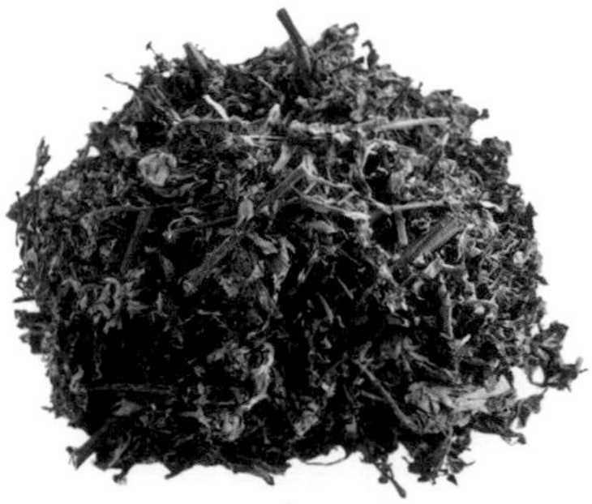

而在民間，也有將艾草製成藥枕，或製成圍兜保護小孩的腹臍，或放入襪中去除腳氣。當然，艾草也是用來煎湯洗腳的好材料。

▼湯藥組成：乾艾葉五十克（或鮮艾葉二百五十克）。

▼使用方法：將艾葉放入鍋中，與二千五百毫升的水一同煮沸，煎煮約二十分鐘後，將藥液倒入盆中，可先用藥氣薰蒸足部，等水溫降至攝氏四十度後即可進行足浴。

▼適應症：感冒、咳嗽、腹瀉、濕疹、皮膚搔癢、降虛火。

大黃

大黃是一味很常見的中藥，但它完成了一件大多數中藥沒有辦法做到的事情，就是建立了一間百年中藥堂——北京同仁堂。

話說，清朝康熙皇帝有一次得了一種很難治的皮膚病，全身發癢、長紅疹，宮庭的御醫都拿這個病沒辦法。有一天晚上，康熙皇帝微服出巡，路旁的一間小藥鋪就用了大黃這味藥治好了他的皮膚病，而這間小藥鋪，就是現在非常知名的北京同仁堂。

大黃是蓼科多年生草本植物——大黃屬的總稱，藥用部位是根莖。大黃味苦、性寒，歸脾、胃、大腸、肝、心經。大黃的功效非常廣泛，除了皮膚病以外，也常用於便秘、濕熱黃疸、癰腫疔瘡、水火燙傷及諸多熱證。而且由於大黃藥力竣利，有如邊關猛將，可安內攘外，故別稱為「將軍」。

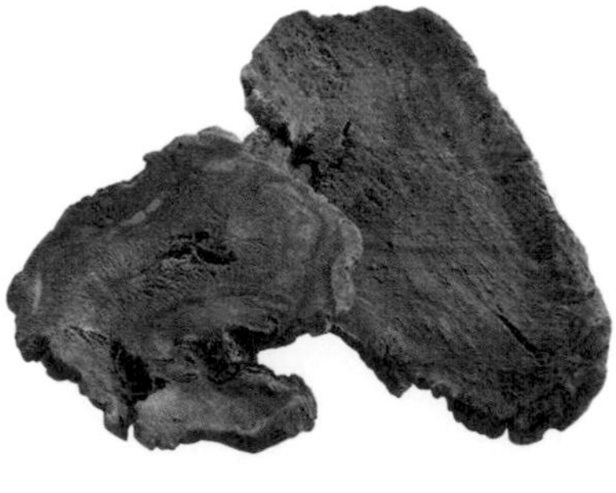

▼**湯藥組成**：大黃五十克。

▼**使用方法**：將大黃放入鍋中，與三千毫升的水一同煮沸，煎煮約二十分鐘後，將藥液倒入盆中，可先用藥氣薰蒸足部，等水溫降至攝氏四十度後即可進行足浴。

▼**適應症**：降實火、便秘、靜脈曲張、皮膚病、修復皮膚。

花椒

一個地區的飲食風味，往往用一種或是數種香料組合就能夠讓人印象深刻，而一嚐到花椒，麻辣感與香氣就可直接聯想到四川。而花椒除了作為調味料以外，也是一種著名的中藥。

中藥裡的花椒又稱為川椒、蜀椒，使用的是芸香科花椒或青椒的成熟果皮。它的性味辛熱，歸脾、胃、腎經。古時候皇后的寢宮稱為「椒房」，這是因為從漢代開始，皇后寢宮的牆壁都要塗上一層厚厚的花椒粉，除了認為花椒的「熱性」可以驅除寒氣外，更由於花椒樹結果時滿樹結實累累的樣子，隱含「多子多孫」的祈願祝福。

花椒在作為藥物的使用上，可使血管擴張，有降低血壓的作用，並可溫中散寒、殺菌止癢、促進食慾。

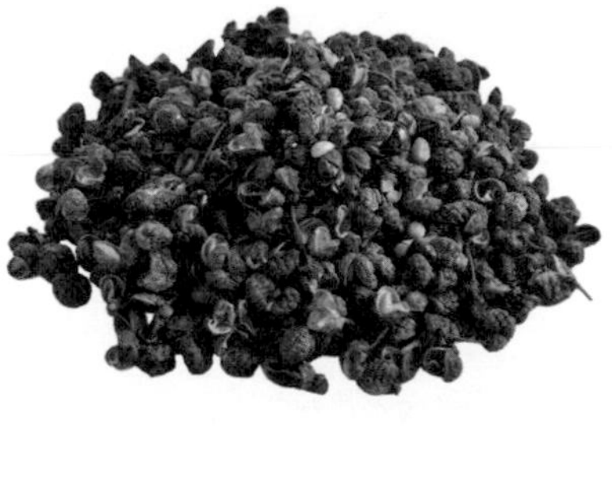

▼湯藥組成：花椒五十克。

▼使用方法：花椒用布包裝好後，放入鍋中，與三千毫升的水一同煮沸。煎煮約二十分鐘後，將藥液倒入盆中，先用藥氣薰蒸足部，等水溫降至攝氏四十度後即可進行足浴。

▼適應症：去除寒濕、高血壓，減少白髮、腳氣病。

茶葉

喝茶已經是華人日常生活中不可或缺的一部分，在鄉下，無論早晚總是可以看到人們聚在一起喝茶。茶葉是茶樹的嫩葉經過不同的加工方法製造，成為種類不同的茶葉，單從茶湯的色澤來看，可分為綠、黃、白、青、紅、黑等六種，每種茶葉的風味也不同。

茶葉其實也有不可忽視的藥用價值。茶葉苦甘微寒，《本草備要》中提到：「下氣消食，去痰熱，除煩渴，清頭目，醒昏睡。解酒食油膩燒炙之毒，利大小便，多飲消脂寒胃。」故

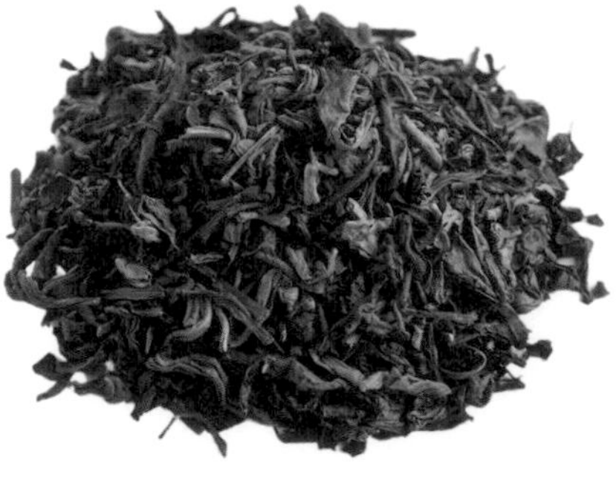

飯後喝一杯熱茶，有助於食物消化。

再者，茶葉也能拿來作為足浴的材料。茶葉具有吸附異味、止癢殺菌、修補皮膚角質層、舒緩神經的功能，而足浴使用的茶葉不需使用新茶，只要把白天泡剩的茶葉，再放入水中煮成茶湯即可。其他生活運用上，亦能將茶葉製成茶葉枕，也可以茶水刷牙、洗頭洗臉，功能多元。

▼湯藥組成：濃茶一杯。

▼使用方法：將一整杯的濃茶倒入熱水中，並將水溫調整至攝氏四十度即可進行足浴，亦可在足浴前先薰蒸足部。

▼適應症：腳臭、皮膚病、精神緊張、足跟裂、預防凍瘡。

陳皮

陳皮，是橘子的果皮經過曬乾後製成，一般會陳放三年以上，又稱為橘皮、桔皮，陶弘景說「陳皮以陳久者良」，所以通常稱之為陳皮。陳皮味辛、苦，性溫，具有理氣健脾、去濕化痰的功能，民間流傳著「一兩陳皮一兩金，百年陳皮勝黃金」這樣一句話，可見陳皮的藥用價值。

在現代，也有醫學研究證實，陳皮中所含有的化學成分可以幫助冠狀動脈擴張、增加心臟血流量，也可以降低血中膽固醇，更可以幫助腸胃消化。

而陳皮除了當做藥物，也可以很簡單的融入日常生活中，俗話說：「三年的陳皮用來炒菜，五年的陳皮用來煲湯，十年的陳皮拿來泡茶喝。」陳皮可以入菜、煲湯、泡茶，也可以當作中醫外治的足浴材料，效果極佳。

▼湯藥組成：陳皮一百克。

▼使用方法：將陳皮放入鍋中，與三千毫升的水一同煮沸，煎煮約二十分鐘後，將藥液倒入盆中，可先用藥氣薰蒸足部，等水溫降至攝氏四十度後即可進行足浴。

▼適應症：排除寒濕、潤腸通便、滋潤肌膚、改善手腳冰冷。

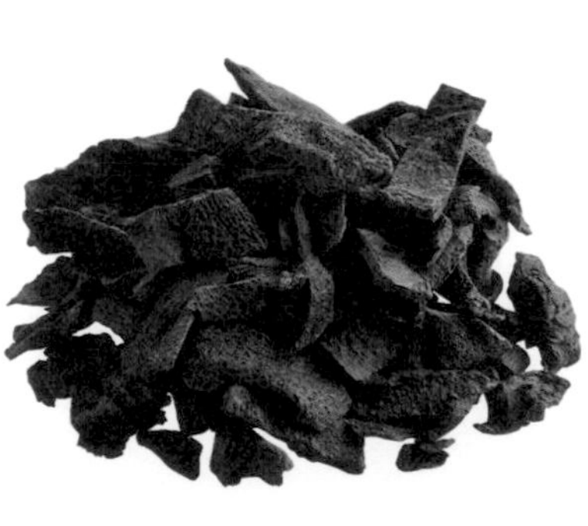

藿香

當在外旅遊稍微有點水土不服，或是夏天濕熱不適時，常常會聽到有人說：「你可以用一點藿香正氣散。」藿香正氣散是一種常見的中藥成藥，也有廠商將它製成藿香正氣水、藿香正氣液之類的商品，主要使用於腸胃型感冒、頭昏頭痛、嘔吐泄瀉、體內濕熱滯留等情形。而藿香，就是藿香正氣散中的主要成分。

藿香，是唇形科多年生草本植物的廣藿香，味辛、性微溫，可以化濕、解暑、止嘔。藿香也是一種香料，它的味道很有東方風情，是很好的定香劑，香味持久度很高。藿香製成的精油有一個美麗的別稱——「精油界的女兒紅」，這是因為藿香精油有「越陳越香」的特性，年日越久香氣越濃厚，理療效果也越好。我們也可以用藿香進行足浴，有去除暑濕、調理腸胃的功效。

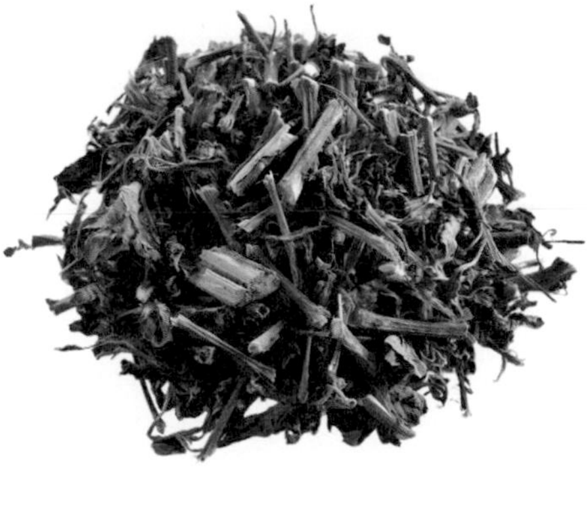

▼湯藥組成：藿香一百克（或是藿香精油、藿香正氣水適量）。

▼使用方法：將藿香放入鍋中，與三千毫升的水一同煮沸，煎煮約二十分鐘後，將藥液倒入盆中，可先用藥氣薰蒸足部，等水溫降至攝氏四十度後即可進行足浴。若是使用藿香精油、藿香正氣水，則是在攝氏四十度的熱水中加入適量即可進行足浴。

▼適應症：排除寒濕、潤腸通便、滋潤肌膚、改善手腳冰冷。

酒

工作下班後與三五好友小酌一杯，是人生一大樂事。飲酒文化在華人的歷史中淵遠流長，無論是舉杯邀明月的李白，酒逢知己千杯少的歐陽修，還是杯酒釋兵權的宋太祖，「項莊舞劍，意在沛公」的鴻門宴，酒在華人歷史上的地位舉足輕重。

黃酒是最古老的發酵酒之一，以穀物為原料，經過酒麴糖化發酵釀製而成，因其顏

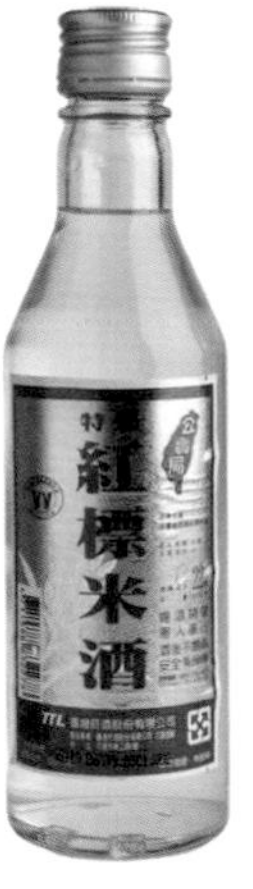

色偏黃而命名，酒味醇厚，最知名如紹興酒、米酒等等，有「國酒」的美名。

黃酒歷來都是中藥丸、散、丹、膏的輔助原料，除了內服外，也可以用外治的方式來滋養身體，具有散寒化瘀、溫經通絡、消飲食、溫脾胃、養肌膚等功能。

▼**湯藥組成**：米酒二百毫升。

▼**使用方法**：將米酒倒入熱水中，並將水溫調整至攝氏四十度後即可進行足浴，亦可在足浴前先薰蒸足部。

▼**適應症**：溫通經絡、活血化瘀、增強血液循環、抑菌、治療腳臭。

食鹽

「鹽乃百味之祖，人不可一日或缺」，鹽是家裡廚房必備的調味品，也是人體中必須營養物質「氯」和「鈉」的主要來源。《管子．地數篇》中有提到：「惡食無鹽則腫」，如果身體缺乏鹽分，會引起頭痛暈眩、肌肉痙攣等情形。人一天的需鹽量為六克，但由於現在飲食精緻，缺乏鹽分的機會微乎其微，反倒是高鹽食物的氾濫成為現代人的新興健康問題。

在中醫理論中，鹽味鹹甘、性寒，鹹能入腎，能潤下、潤燥、走血、軟堅，對於骨病、痰飲、結節積聚、滋補腎臟有所幫助，也能引火下行、去風明目、殺菌消毒、防治腳氣。在一些中藥的炮製上，也會先用鹽水浸泡藥材，再烘乾使用，這是為了提升藥物對於腎的滋養，以及為了引導藥性向下。

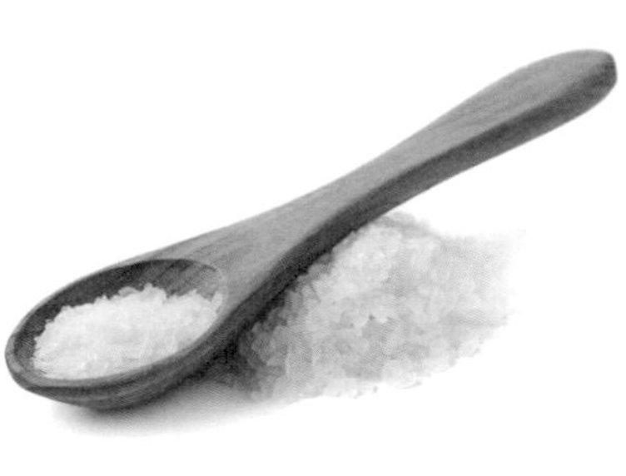

▼湯藥組成：兩勺食鹽。

▼使用方法：將食鹽加入熱水中，將水溫調整至攝氏四十度，待食鹽溶解後即可進行足浴，亦可在足浴前先薰蒸足部。

▼適應症：防治腳氣、抑菌、去角質、滋補腎臟、延緩衰老。

醋

醋的起源已經不可考，在古埃及的時代，人類已經熟悉醋的製造方式。醋是利用糧食釀造而成，是日常生活中常見的調味料之一。在一些食品科學的期刊中認為，醋有抗菌、降低血壓、預防心血管疾病及抗氧化的作用。

而醫療方面，在古希臘，醫師希波克拉底已經開始使用醋來處理患部。而在中國，醋自古以來就是一味藥，味酸苦、性溫，可以散瘀止血、療瘡、解毒殺蟲、開胃養肝、強筋暖骨。現存最早成書於戰國時期的醫方著作《五十二病方》中，就已經有十七類的藥方使用醋，中國北宋時期也有記載白醋的外用情形。

▼**湯藥組成**：適量白醋（醋與熱水的比例約為一比十）。

▼**使用方法**：將白醋加入熱水中，將水溫調整至攝氏四十度後即可進行足浴，亦可在足浴前先薰蒸足部。

▼**適應症**：防治腳氣、腳臭、紓解肌肉、開胃養肝。

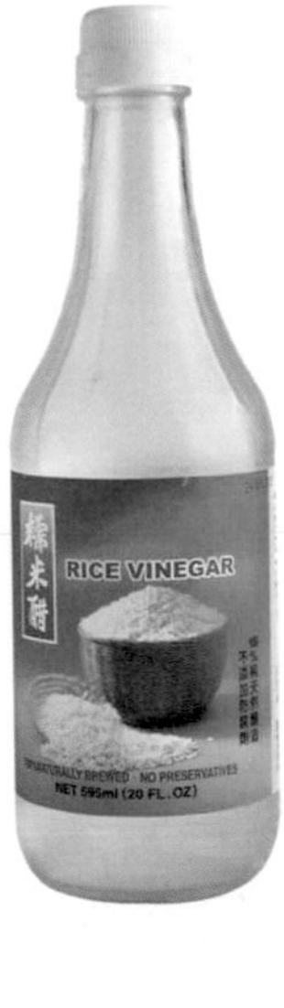

第三章

先認識足部解剖結構

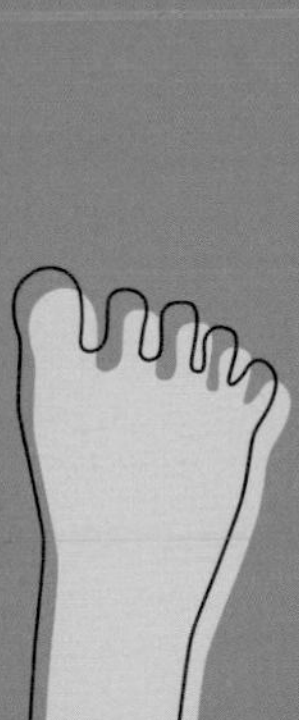

在現有的兩百多種靈長類動物中，只有人類可以長久且穩定的利用雙腳行走。雙腳的功能主要是支撐身體的重量，並負責所有與移動相關的功能，例如：行走、跳躍、奔跑等等。

人類的每一隻腳都是由二十六塊骨頭、十九條主要肌肉（還有其他的小肌肉）以及上百條的韌帶組成，結構非常精巧。

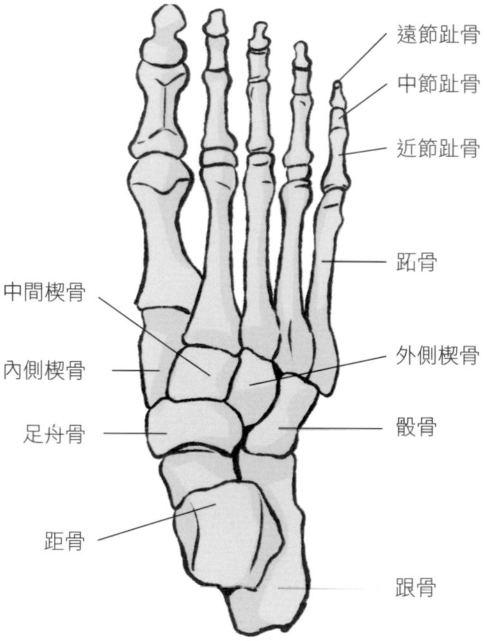

▲足骨

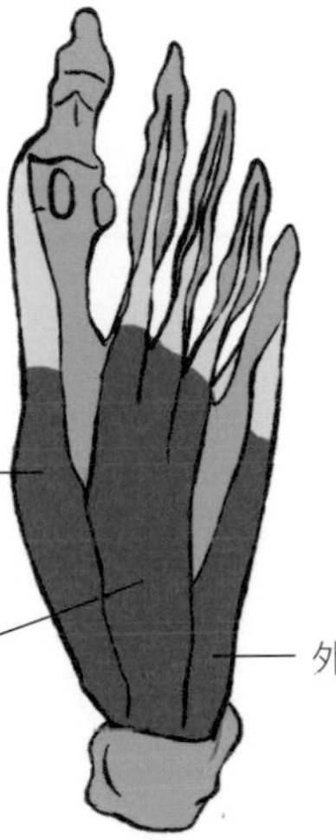

▲ 淺層足底肌肉群

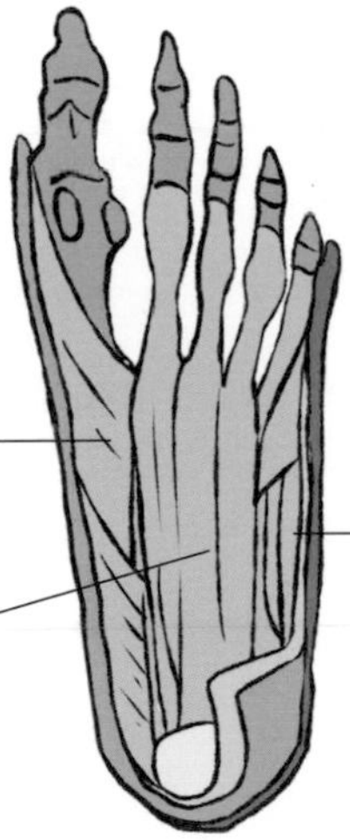

▲ 足底筋膜

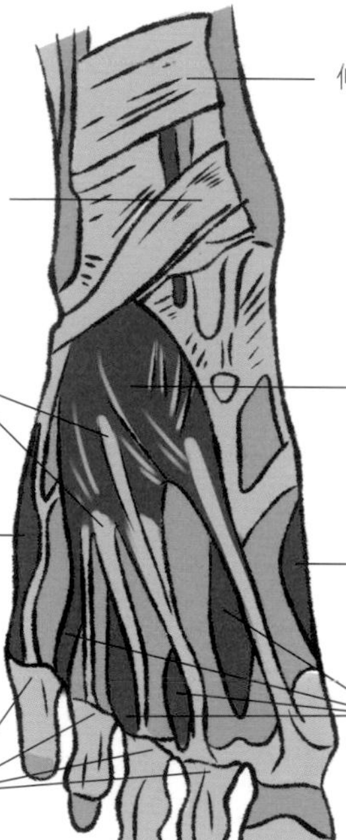

▲腳背肌肉群

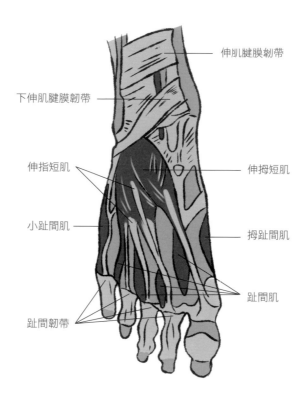

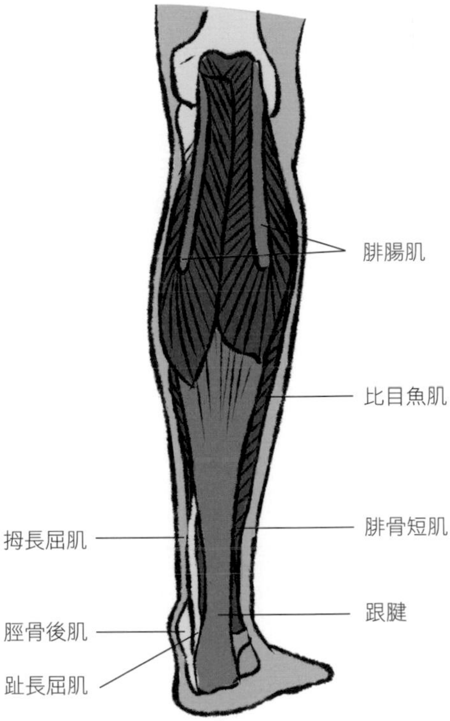

▲ 小腿後側肌群

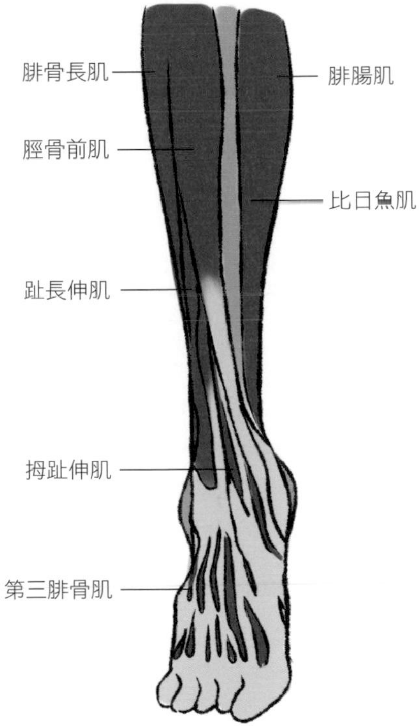

▲ 小腿前外側區肌群

如果將骨頭、肌肉和韌帶比喻成一棟大樓的鋼筋水泥，那麼數不清的血管和神經就可以說是大樓裡的水電系統了。日本的醫學博士小池弘人在其著作《小腿肚是第二顆心臟》中提到：雙腳是「人體的第二心臟」，這是因為雙腳的肌肉和週邊血管的收縮會協助足部的血液回流心臟，若下肢的血液循環不佳，很容易造成足部腫脹、末梢冰冷、下肢靜脈曲張等情形，為了讓血液能夠順利的回流心臟，養成運動習慣很重要，目的是使足部肌肉強壯有力。

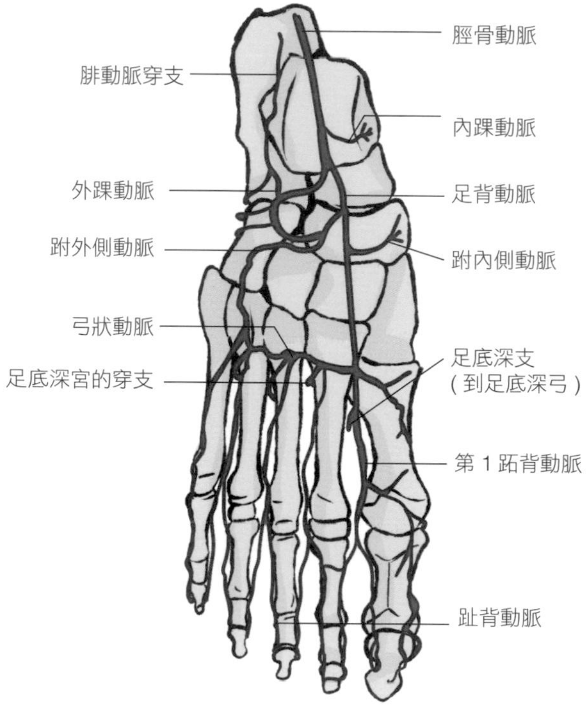

▲ 足背動脈群

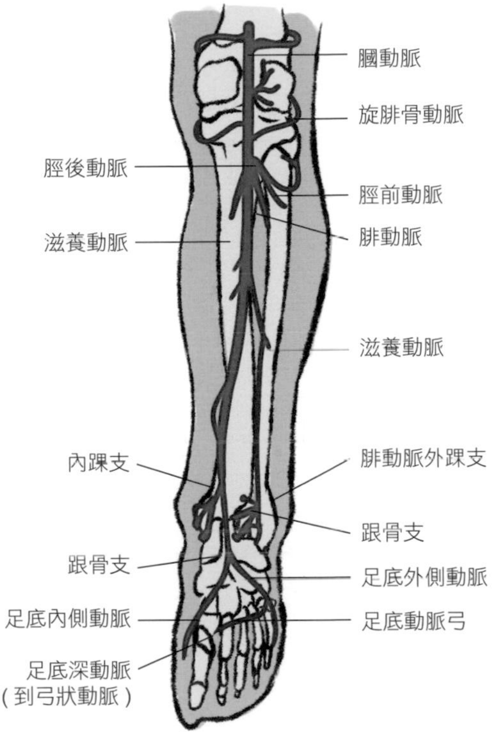
膕動脈
旋腓骨動脈
脛後動脈
脛前動脈
滋養動脈
腓動脈
滋養動脈
內踝支
腓動脈外踝支
跟骨支
跟骨支
足底外側動脈
足底內側動脈
足底動脈弓
足底深動脈
（到弓狀動脈）

▲ ▶ 小腿前側動脈群

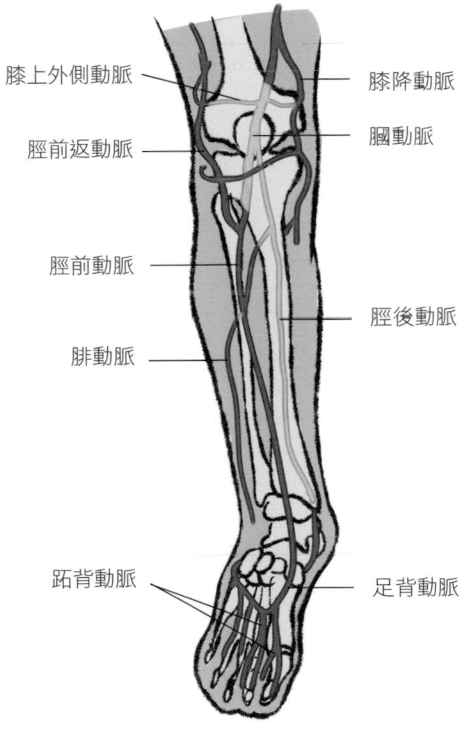
膝上外側動脈
膝降動脈
膕動脈
脛前返動脈
脛前動脈
脛後動脈
腓動脈
跖背動脈
足背動脈

皮膚是人體最大的器官。人的皮膚共分為三個部分，腳也不例外，這三個部分為：表皮、真皮、皮下結締組織及附屬結構，包括毛髮、指甲、腺體等等。

表皮又分成四層（手掌和腳掌則有五層），沒有血管及腺體。所有的血管和腺體都在真皮，血管是物質交換的場所，因此表皮越薄的地方，越有利於吸收物質。

一般來說，眼瞼的皮膚最薄，手掌和腳底的表皮最厚，真皮則是在手掌和腳的背部最厚。所以我們在進行足浴時，水面一定要淹過腳背，最好能浸到小腿，因為腳底的表皮太厚，吸收物質的效果不佳。

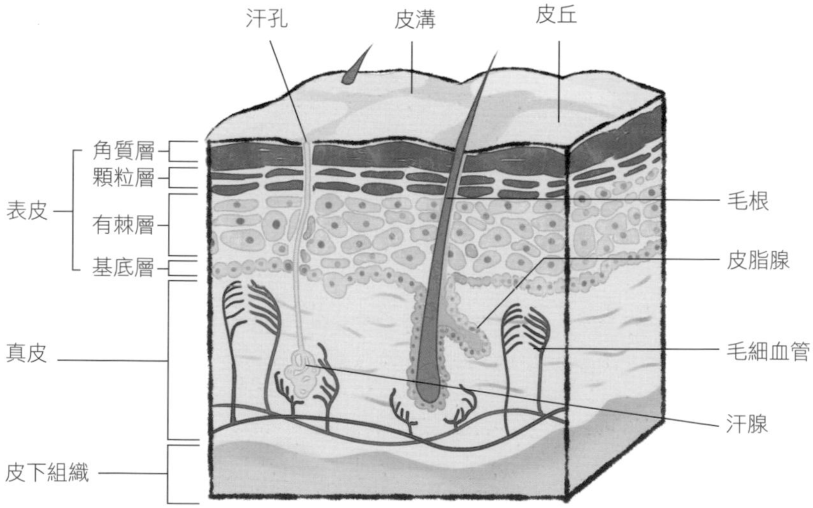

▲人體的皮膚組織

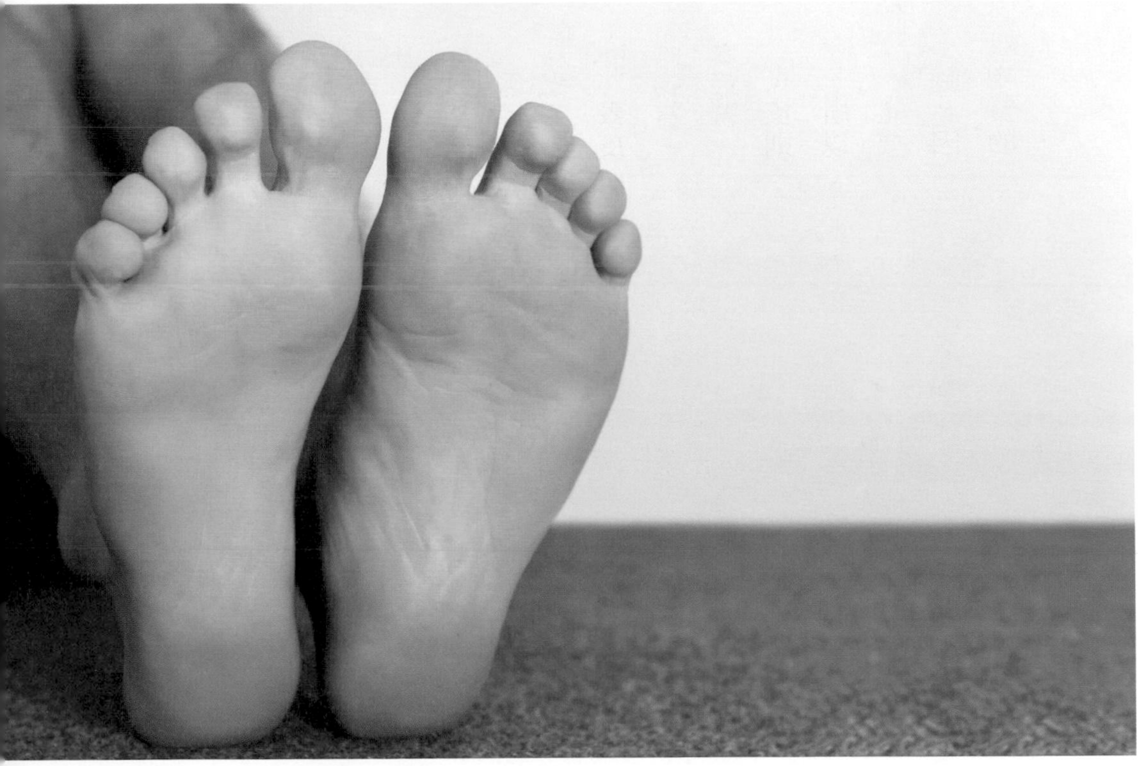

第四章

足部經絡主治全身各種病症

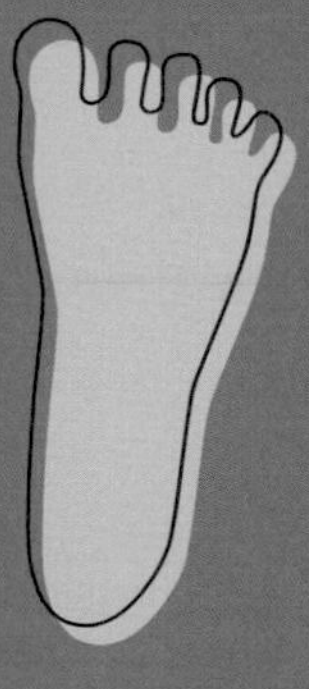

人體共有十二條經絡（由於經絡左右對稱，故總數量應該是二十四條），其中六條經過雙腳，分別是足陽明胃經、足太陰脾經、足太陽膀胱經、足少陰腎經、足少陽膽經、足厥陰肝經。

經絡的命名大多和這些臟器相關，例如胃經就和胃相關。而經絡又可以分為陰、陽兩大類，陰經走在足部的內側，陽經走在足部外側。

足部的經絡通常都比手部的經絡來得長，經過的區域也更多，足三陽經甚至可以從頭部一路連結到足部，足三陰經則是從足部走至胸部。「經脈所過，主治所及」，因此進行足浴，除了可以放鬆下肢肌肉，也可以放鬆精神並解決一些消化問題、心血管問題等六條經絡主治的疾病。

接著在下文中，會簡單的介紹這些經絡和主治的疾病。

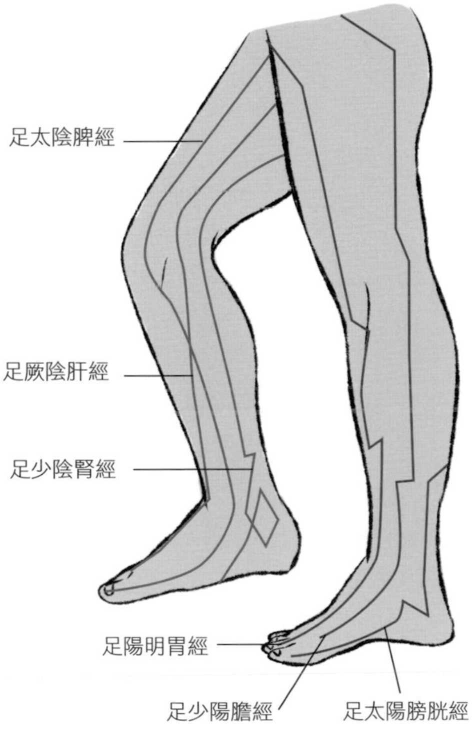
足太陰脾經
足厥陰肝經
足少陰腎經
足陽明胃經
足少陽膽經
足太陽膀胱經

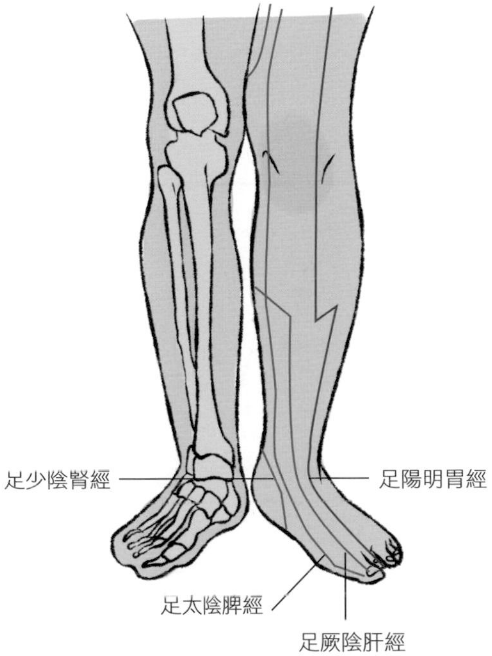
足少陰腎經
足陽明胃經
足太陰脾經
足厥陰肝經

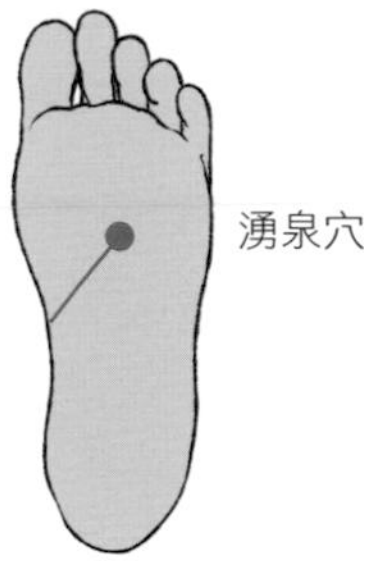
湧泉穴

▲ 足部有六條經絡經過

足陽明胃經

《黃帝內經》中提到：「脾胃者，倉廩之官，五味出焉。」意思是說，脾胃主司水穀的受納。足陽明胃經的循行，從頭走全腳，經過頭面、頸部、胸口、心、肺、肝、胃、腸、下肢等部位。

【循行時間】：早上七點至九點。

【主治疾病】：足陽明胃經的主治疾病以腸胃道疾病和五官疾病為主，比如胃病、腸炎、腹瀉、消化不良、頭痛、牙痛、眼部疾病、喉嚨痛等。

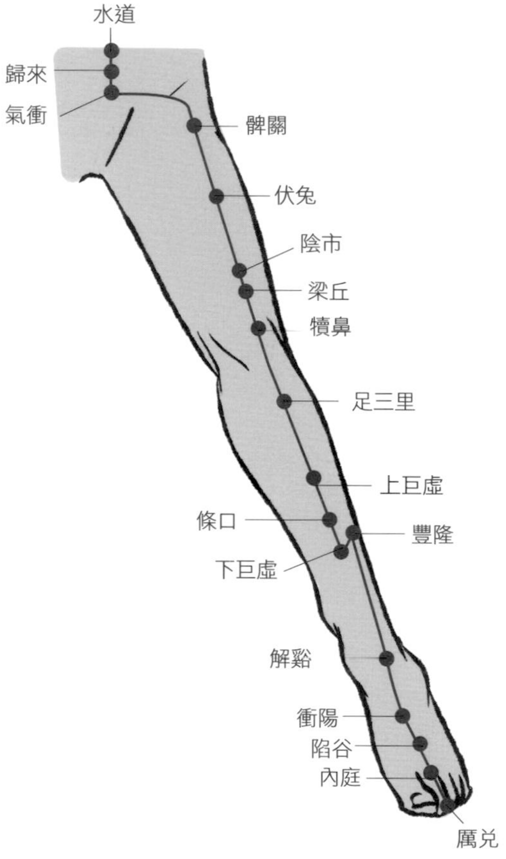

足少陽膽經

足少陽膽經是輔助肝臟運行的重要幫手，「肝膽相照」可以為它們之間的關係做最佳註解。膽經是從頭部延伸到身體側面，最後到達腳尖的一條經脈。

【循行時間】：晚上九點至十一點。

【主治疾病】：足少陽膽經的主治疾病以頭面部、肝膽和身體側邊的病症為主，包含偏頭痛、耳聾耳鳴、各式眼疾、脅肋痛、肝膽疾病，以及身體側邊、腿部外側疼痛等等。

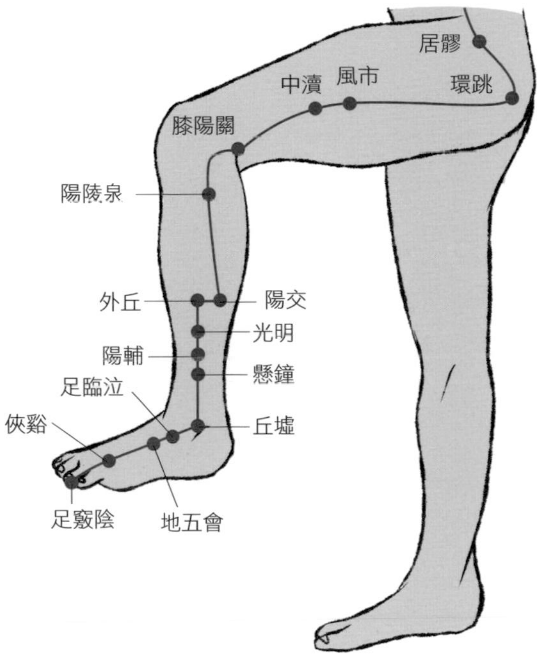

足太陽膀胱經

足太陽膀胱經不僅是人體中長度最長，同時也是分枝最多、穴位最多的經絡。膀胱經從頭部一路經過背部，再延伸到腳。《黃帝內經》中有提到：「迫臟刺背，背俞也」，這表示當體中的五臟六腑出現病變時，按壓背上的俞穴（指五臟六腑的穴位）會出現異常，像是疼痛、結節，而這些背俞穴也是治療臟腑疾病的重要穴道。

【循行時間】：下午三點至五點。

【主治疾病】：主治的疾病包羅萬象，包含各式的眼病、頭痛、頸椎病、感冒、肩背痛、腰背痛、心血管疾病、泌尿道疾病、消化道疾病等等。

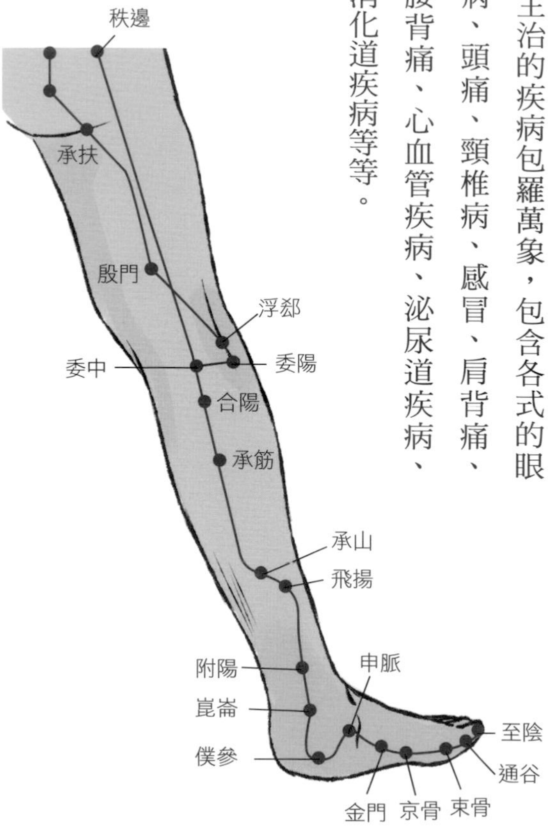

足太陰脾經

足太陰脾經是胃經的好兄弟，兩者互為表裡經。足太陰脾經從足部走到舌頭，一路經過胃、脾、心、喉嚨、最後到達舌頭。

【循行時間】：早上九點至十一點。

【主治疾病】：足太陰脾經的主治，除了腸胃疾病，像是胃痛、嘔吐、腹脹、腹瀉、消化不良等等以外，也包含循行經過臟器的相關疾病，比如黃疸、心痛、舌痛等。在中醫理論中，脾和血、肌肉相關，所以脾經的治療範圍也包括了生理期、產後修復、肌肉無力等。

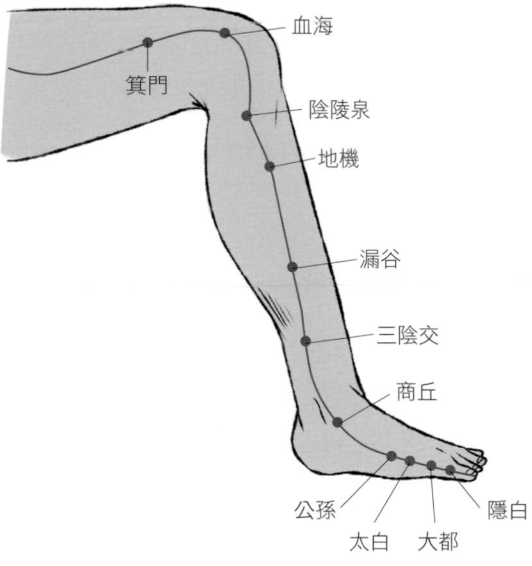

足厥陰肝經

足厥陰肝經在中醫理論中主「筋」，並和情緒與壓力極為相關，與膽經互為表裡經。肝經從腳尖一路向上，通過生殖器，經過肝膽、心肺、喉嚨、鼻、最後連接到眼睛。

【循行時間】：肝經的循行時間是晚上十一點至凌晨一點。

【主治疾病】：足厥陰肝經的主治疾病是以前陰（生殖器）、肝膽、小腹和頭面部為多，包含頭痛眩暈、顏面神經失調、各式眼病、癲癇、肝炎、膽道疾病、脅肋痛、生理痛、尿道炎、生殖器感染等。

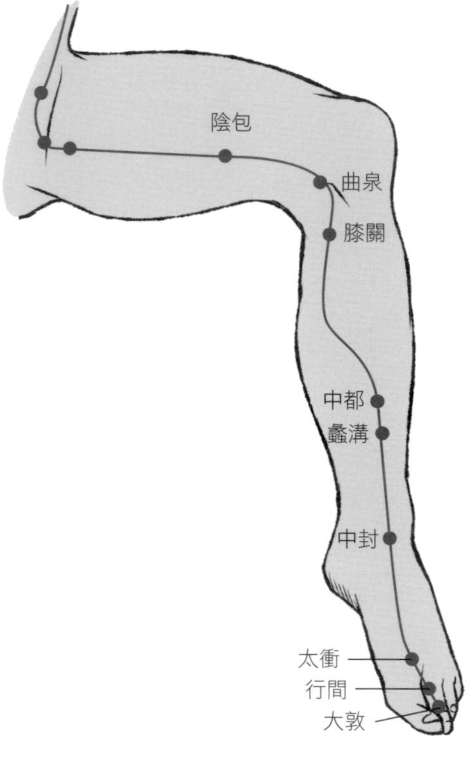

足少陰腎經

足少陰腎經是膀胱經的表裡經，兩者在疾病的治療上相輔相成。腎經從腳心一路經過大腿側，再經過腎、膀胱、肺、心、喉嚨、最後到達舌根。

【循行時間】：下午五點至七點。

【主治疾病】：足少陰腎經的主治疾病以泌尿系統和生殖系統為大宗，包括頻尿、漏尿、腰膝痠軟、喉嚨發炎、頭暈耳鳴、視力減退、腰腿痲痺、疲倦無力等等，而且通常腎經有問題的患者會出現面色發黑、皮膚失去光澤、舌乾的情形。

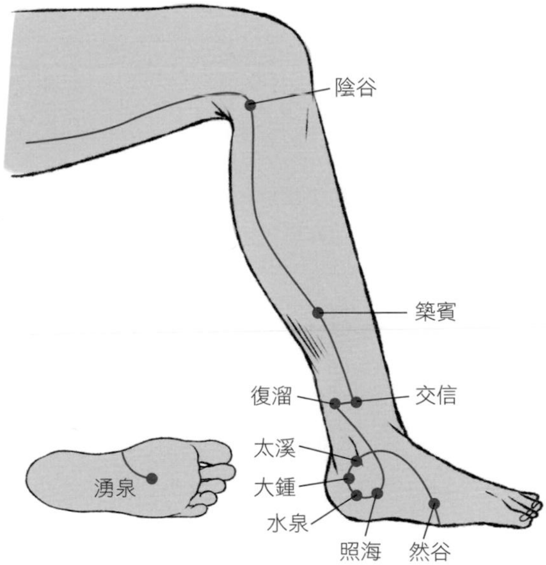

第五章

足部重要穴道，按到病除

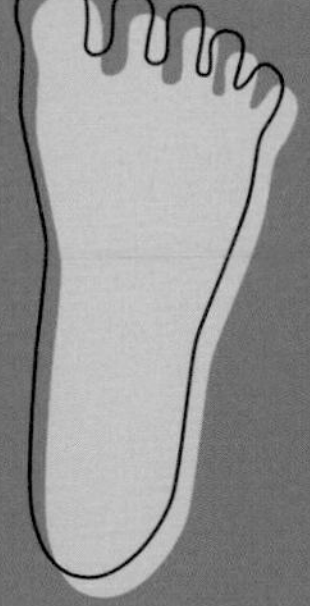

足部的穴道按摩是養生保健的好方法，可以利用各種按摩手法或工具來刺激穴位，促進周邊的血液循環與神經刺激，暢通氣血與經脈，以達到強健身體的目的。但究竟要如何操作呢？

在工具的選擇方面，最簡單的就是雙手。除了手指以外，也可以用手肘或是手掌來進行按摩，當然也可以使用市面上常見的按摩工具，但要注意的是，不要選用過於尖銳的按摩工具，以免肌肉受傷。

而按摩的時間長短，建議每個穴道要持續按摩三至五分鐘。按壓力度，以「自己覺得舒服」為大原則，有酸、麻、脹、重感即可，不要刻意按到穴位處紅腫或是有無法忍受的疼痛，以免得不償失，造成反效果。

以下介紹十二個重要的足部穴位，可以依治療需求，在足浴後加強與按摩，必定能達到不錯的效果。

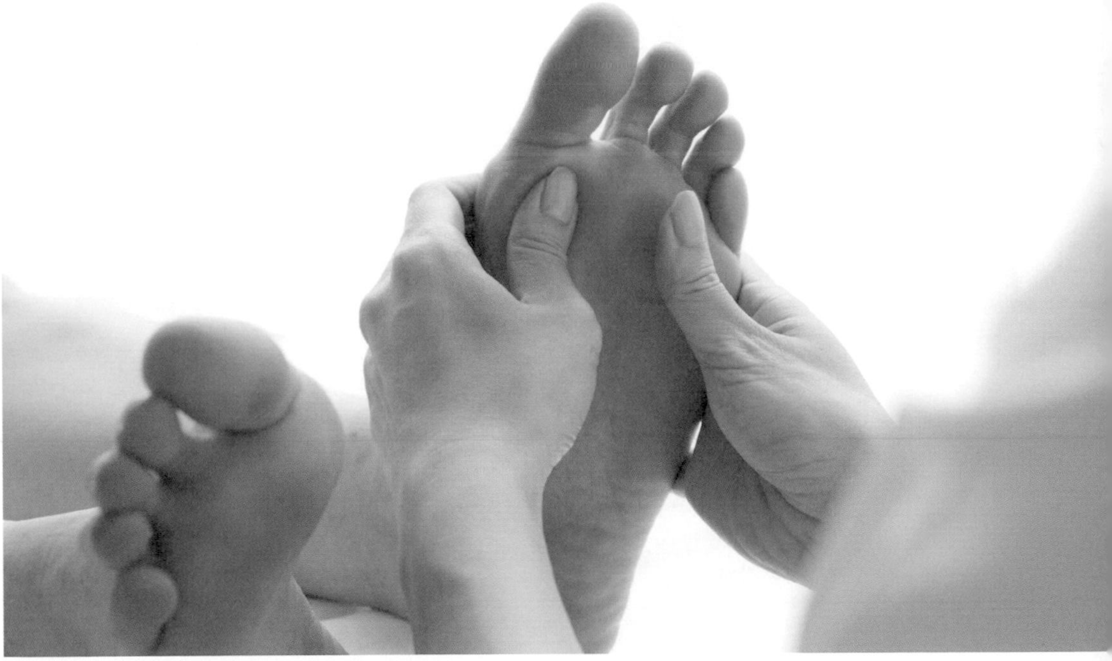

01 三陰交穴

俗話說：「常揉三陰交，終生不變老。」三陰交是脾經、肝經、腎經三條足陰經的交會穴，故時常按摩可以健脾益氣、調肝補腎，是鼎鼎有名的保健大穴。三陰交在典籍中歸屬於脾經，想當然與消化系統相關，刺激三陰交可以調節氣血、提升脾胃功能，促進營養吸收。此外，三陰交更是女性的好幫手，脾肝腎皆屬陰，是女性美麗的關鍵器官。調補肝脾腎可以使臟腑的營養上行頭面，有消斑美顏的作用；又三陰經在關元處與任脈相交，任脈主胞宮（子宮），故三陰交對於經期不適、更年期綜合症都有不錯的效果。

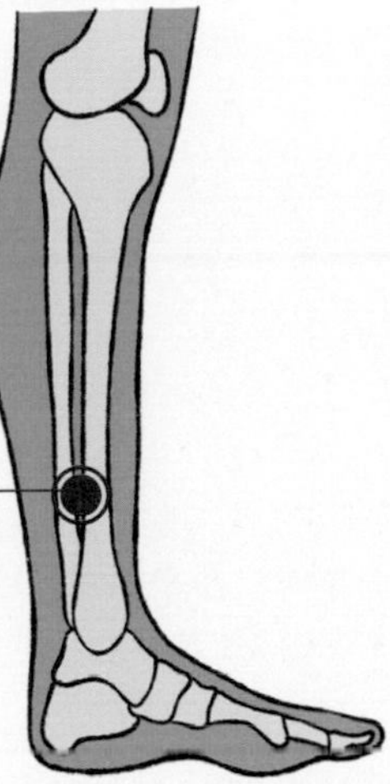

按摩功效

健脾利濕、調肝補腎；常用於治療經期不順、消化不良、泌尿生殖系統的問題。

取穴法

三陰交位於小腿內側，內踝上三寸。一般來說，可將四指併攏，小指下緣放在內踝尖的上方，食指上緣與脛骨後緣的交會點就是三陰交了。

02 足三里穴

足三里號稱「腸胃第一大穴」，大概所有的中醫師、按摩師都不會錯過它。它歸屬於胃經，是胃經的合穴，所有的胃部津液都會在足三里會合，所以也有人說：「若要安，三里常不乾。」

中醫認為，腎是「先天之本」，脾胃則是「後天之本」，為氣血生化之源，調養好脾胃就可以順利地吸收營養並送到五臟六腑。腎的精氣有賴於食物營養來補充，所以想要滋補腎臟，必須先讓脾胃安康，揉揉足三里就對了。另外，足三里也可以降低血脂、治療便秘、心悸氣短、失眠、頭暈等等，可說是按一處治百病。

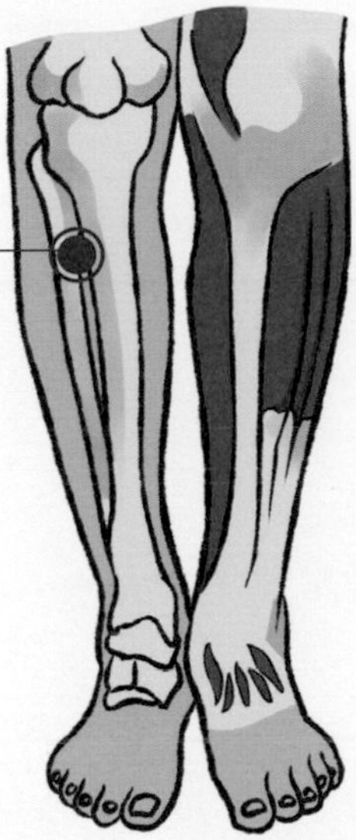

按摩功效

理氣和血，和胃健脾；常應用於腸胃疾病、氣血循環不良、泌尿道問題等，是養生保健最常用的穴道之一。

取穴法

足三里位於小腿外側，膝蓋下三寸。簡單的取穴法是以膝外眼處下量四橫指，小指下緣與脛骨前緣附近肌肉最豐厚處的交會處，即為足三里。

03 湧泉穴

《靈樞．根結》說：「少陰根於湧泉」。湧泉穴是腎經的起始穴，也是井穴，意思是腎經氣血在此如泉水般湧出，然後順著經絡灌溉四肢及臟腑，所以取名為湧泉。

由於腎主水，水盛火自滅，故高血壓、心血管問題皆可以按壓湧泉。而且腎為先天之源，身體的賀爾蒙、內分泌皆與之相關。再者，腎臟與心臟在胚胎學上為同源器官，故由於心腎不交導致的失眠、上火，都可以按摩湧泉。最後，《黃帝內經》有提到：「腎主骨，生髓、藏精，其華在髮。」故骨頭、頭髮相關的問題，湧泉都會是個好選擇。

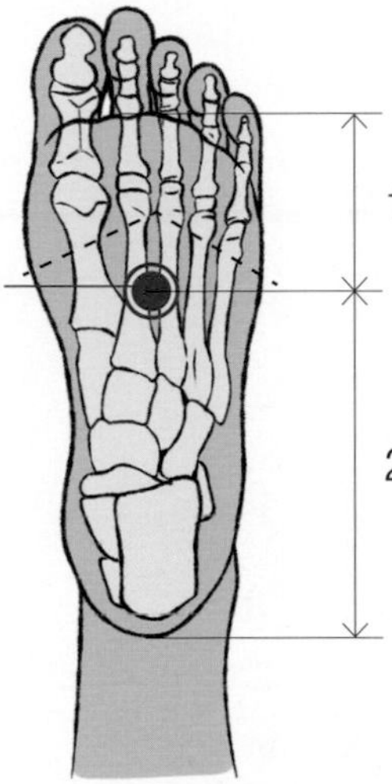

按摩功效

滋腎調便，抑肝熄風；可以舒緩高血壓、心血管問題、賀爾蒙、內分泌問題、失眠、上火、骨頭與頭髮相關的問題。

取穴法

湧泉位於腳底板，在第二、三趾趾縫與腳跟連線的前三分之一凹陷處。另一個取穴方法，則是找尋人體腳底板人字縫的交叉點。

04

太衝穴

太衝，太，大也；衝，衝射之狀也。太衝是肝經的原穴，打個比方，它就像是儲存肝經養分的一個倉庫，而且太衝的位置正巧位於足部反射區的胸部，故時常按摩太衝穴，可以調理全身的氣機，更可以為肝臟提供足夠的營養，進而提升肝臟功能。太衝的五行屬火，所以最著名的作用是疏瀉肝火，可以有效安撫和調節不良情緒，不讓壞脾氣影響我們的健康。

除此之外，太衝穴在小兒推拿中也很常見，多用來處理腹脹、嘔逆、胸脅疼痛等肝膽腸胃疾病，以及疝氣之類和腹股溝相關之疾病，這是因為肝經的循行有經過腹部及腹股溝。

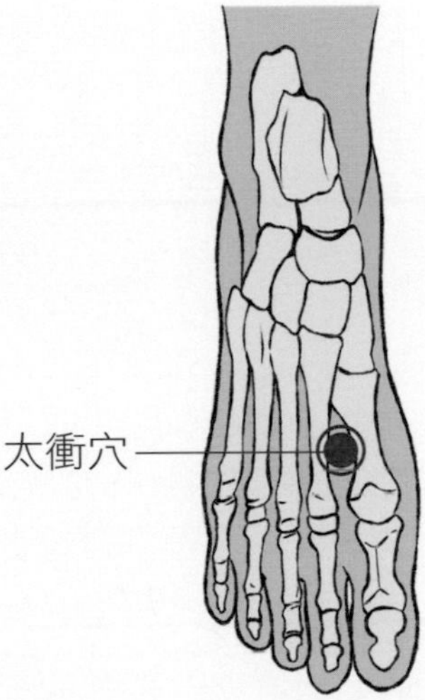

按摩功效

平肝熄風、健脾化濕；提升肝臟功能、安撫和調節不良情緒、調節血壓、處理肝膽腸胃疾病、疝氣、頭暈頭痛等問題。

取穴法

太衝穴位於足背，從大拇趾和第二趾的指縫向足背推按，按到兩骨間交會的凹陷處。

05

太谿穴

太谿是腎臟的原穴。太為大；谿同溪，為山間的溪水，所以「太谿」指的是腎經的水液會在此處匯集，形成一個大水庫，因此也有人將此穴稱為「身體的母親河」。

太谿既能滋陰降火，亦能補腎培元，可以改善腎陽虛造成的畏寒、四肢冰冷、嗜睡、頭暈目眩等不適，也能緩解腎陰虛引起的耳鳴、失眠、多夢等症狀。水庫可以儲水，也能將水液釋出到需要的地方，故太谿具有平衡協調的功能，可以雙向調節腎氣。而且由於肝腎同源、滋水涵木，故養肝的同時，必不可忘記滋養腎經。

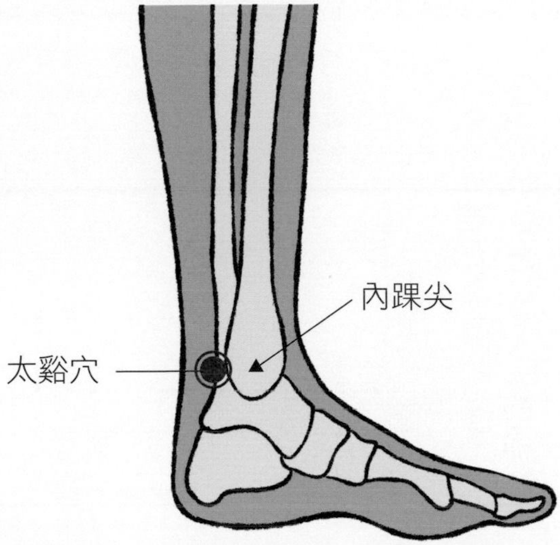

按摩功效

滋腎納氣，培土生金；可改善畏寒、四肢冰冷、嗜睡、頭暈目眩、耳鳴、失眠、多夢等問題，可調節體內津液，亦是腎虛腰痛的常用穴。

取穴法

太谿穴位於足內踝後方的凹陷處，是內踝尖和阿基里斯腱連線的中點。

06

陰陵泉穴

陰陵泉是足太陰脾經的合水穴，具有健脾利濕、補腎益精的功能。對因為脾失健運（指消化吸收功能不好，水分代謝失調）所造成的腹瀉、腹脹、水腫療效甚佳，而且由於位於膝蓋與小腿附近，對下肢水腫、膝蓋疼痛也有良好的效果。

現代人由於工作性質而常常久坐及待在冷氣房，也較喜冷飲，按壓陰陵泉可以幫助人體排除累積的痰濕，保持身體健康。

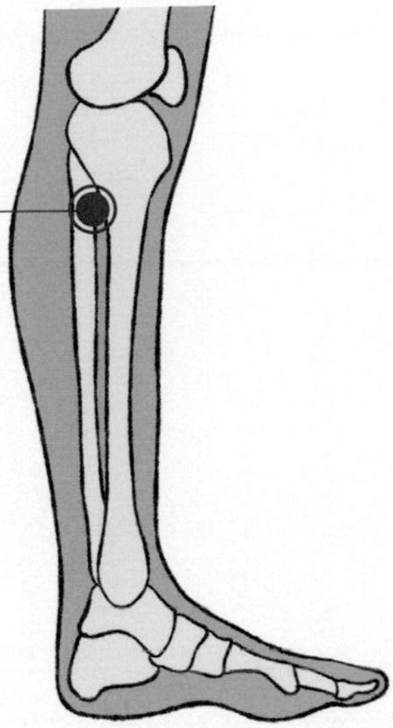

按摩功效

健脾利濕、益腎固精；治療腹瀉、腹脹，舒緩下肢水腫、膝蓋疼痛，可排除體內累積的痰濕。

取穴法

陰陵泉位於膝蓋髕骨內側與脛骨後緣的交會點。取穴時，沿著小腿內側脛骨的後緣向上推，按到膝蓋下方時會有一個明顯的凹陷處，即為陰陵泉的位置。

07

委中穴

委中穴位於足太陽膀胱經，膀胱經不僅是全身穴道最多的經脈，更是全身陽氣最旺的一條經脈，走在人體的背部，與免疫系統息息相關。委中穴是膀胱經的合穴，也是膀胱經氣血的匯合點，所以刺激委中穴可以激發膀胱經的能量，增強人體的免疫力，在輕微感冒時按摩效果很顯著。俗話說：「腰背委中求。」按摩委中穴也可以疏通膀胱經，加強腰背的氣血循環，使久坐久站或是姿勢不良造成的腰背痠痛得以緩解。

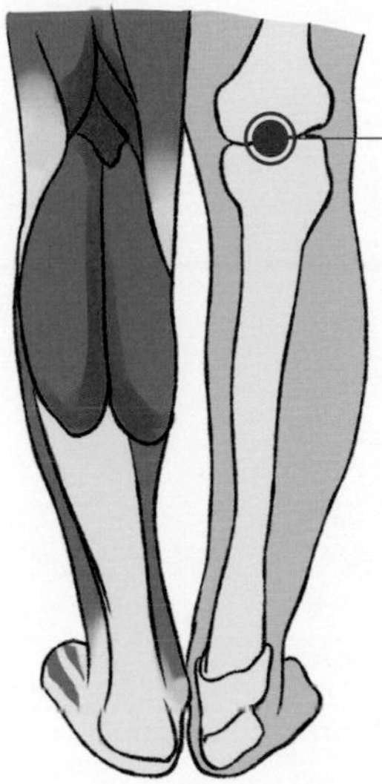

按摩功效

理血清熱，舒筋活絡；可以提高免疫力，治療輕微感冒、泌尿道問題，擅長緩解腰背疼痛。

取穴法

委中穴位於膝蓋膕窩、膕橫紋的中點，取穴時可以屈膝或坐下，摸到膝蓋後方會有兩條大筋，大筋的中間即是委中穴。

08 陽陵泉穴

陽陵泉位於足少陽膽經，是膽經的合土穴，與膝蓋內側的陰陵泉相對。膽經與肝經相表裡，故陽陵泉可以輔助處理肝臟不平所造成的問題，包含太陽穴附近的偏頭痛、胸脅脹滿、陰部搔癢不適、白帶較多等等的問題。從五行上來看，肝木克脾土，陽陵泉也可以配合一些胃經的穴位來處理胃部問題。

再者，陽陵泉是所有肌肉痠痛、筋骨受傷、紅腫麻痛的特效穴，《難經》提出的八會穴中有「筋會陽陵泉」的說法（筋指軟組織，所有軟組織的損傷都可以用陽陵泉穴來治療），可知陽陵泉穴在傷科中的重要性。

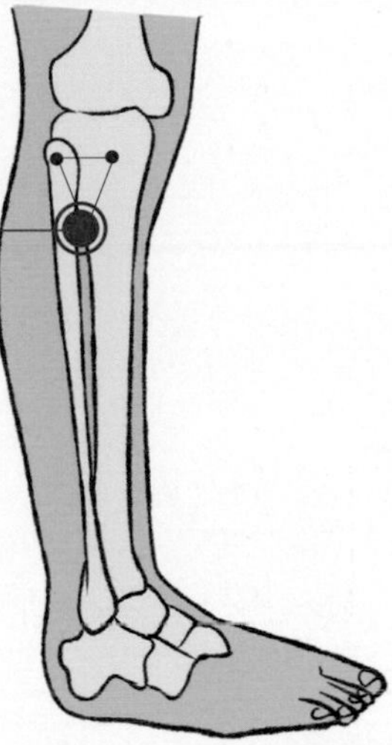

按摩功效

疏肝利膽，舒筋活絡；治療太陽穴附近的偏頭痛、胸脅脹滿、生殖系統問題、消化不良，可舒緩肌肉痠痛、筋骨受傷。

取穴法

陽陵泉位於小腿外側，腓骨頭前下方的凹陷處，與脛骨小頭、腓骨小頭成一個正三角形。

09

公孫穴

公孫穴是足太陰脾經的絡穴，與胃經相通，同時也是八脈交會穴之一，與沖脈交會。沖脈上達頭面、下通四肢，是人體氣血流動的交通要道，而公孫穴正是脾經與這條要道的交通樞紐。

公孫穴是治療脾胃疾病的重要穴道，有健脾化濕、調理脾胃的功能，對於腹中積食、脹氣、吸收或消化不良等效果甚佳。同時公孫穴也是減肥的大穴，可以排除體內痰濕，古語說：「肥人多痰濕。」脾臟喜燥惡濕，按摩公孫穴不僅能排除體內濕氣，使經絡暢通、增加代謝，更可以提升脾臟功能，加強營養的消化吸收。

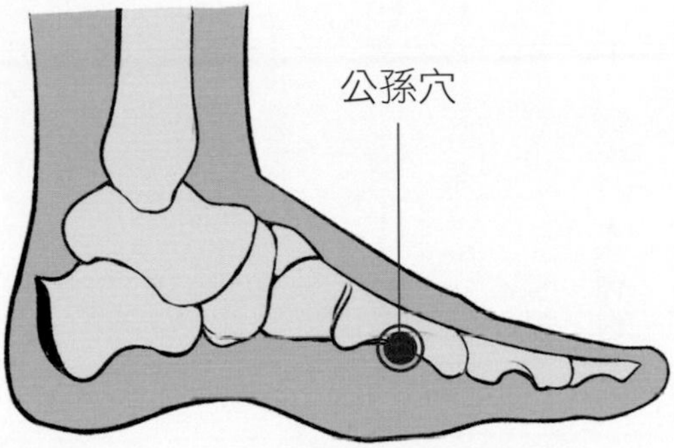

按摩功效

健脾化濕，和胃理中；治療腹中積食、脹氣、消化不良，用於減肥、排除體內痰濕。

取穴法

公孫穴位於足部內側，大拇趾後方突出的骨頭之後。取穴時，沿著大拇指內側赤白肉際（指骨頭下緣）向腳跟推按，即可找到一個突出的骨頭，骨頭前端下緣的凹陷處便是公孫穴。

10 曲泉穴

曲，隱秘也；泉，水泉也，曲泉穴是肝經肝經的合穴，望文生義，肝經的營養和津液會在曲泉穴聚集。而根據五行的相生相剋原理，水生木，因此，肝經的虛證可以刺激曲泉穴來補足。此外，很多腎經不平衡或水濕所導致的症狀，例如小便不利、陽萎、白帶問題等，都可以藉由曲泉穴來獲得改善。

再者，「膝為筋之府」且「肝主筋」，曲泉不僅僅靠近膝蓋，也是肝經上重要的穴道，故曲泉穴可以疏筋利節、調理氣血，善治膝關節疼痛、下肢無力等，為治膝一大要穴。

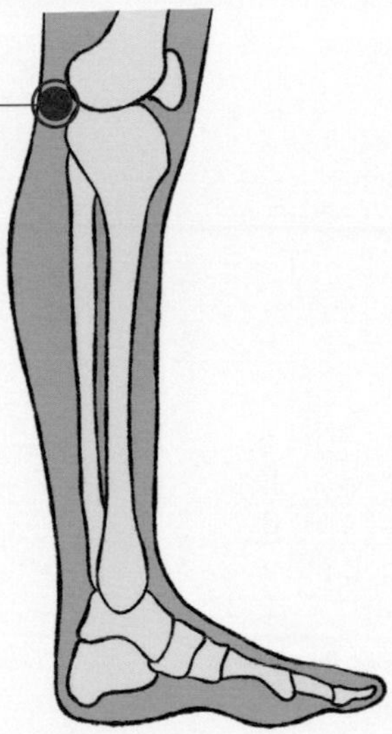

按摩功效

清熱利濕，平肝潛陽；治療下焦濕熱導致的小便不利、生殖系統問題，亦可處理下肢的痠痛。

取穴法

曲泉穴位在膝膕窩的內緣，半腱肌、半膜肌止端的凹陷處。

11

崑崙穴

崑崙穴出自於《靈樞．本輸》，是最早被提出的穴位之一。崑崙穴是足太陽膀胱經的經火穴，經穴在經脈中代表氣血在此處快速流通，且膀胱經通過人體的腰背和肩頸，所以崑崙穴是治療腰痛的特效穴之一。崑崙在古書中也代指頭或者是腦，故崑崙穴的主治也包含頭痛目眩、流鼻血等頭面問題。

除此之外，足跟也是人體負重的重要支點，長時間站立是造成足跟痛的主要原因，尤其常見於穿高跟鞋的女性。而按摩崑崙穴可以刺激下肢肌肉，增加肌力，以緩解足跟痛的不適。

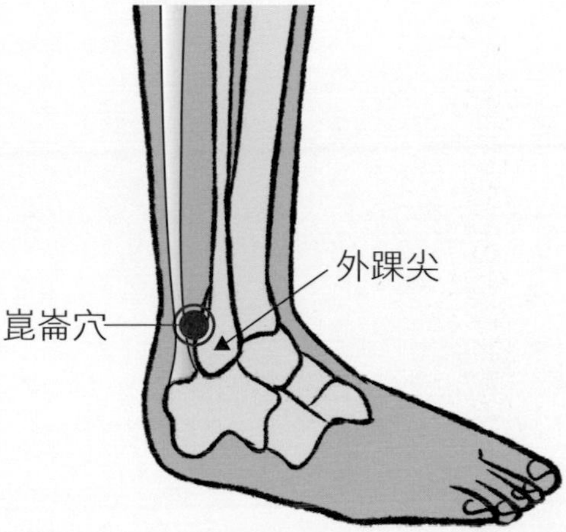

按摩功效

清熱鎮痙，舒筋活絡；治療頭痛目眩、流鼻血等頭面部問題，也可以緩解足跟痛及腰痛。

取穴法

崑崙穴位於足外踝尖與阿基里斯腱的連線中點。

12 承山穴

承山，顧名思義是承受了一座山的重量，小腿就是支撐體重的重要功臣之一，而承山穴是舒緩小腿肌肉最好用的穴位，時常按摩承山穴，不但能放鬆平時緊繃的筋肉，同時也能消滅越長越大的蘿蔔腿。

此外，承山穴也是人體的排濕大穴，因為它位於足太陽膀胱經，膀胱經是全身陽氣最旺的一條經絡，當我們按摩承山穴的時候，就是在振奮人體的陽氣，人體的陽氣旺盛，便能更有效的協助人體排出濕氣，也會使我們有更好的精神氣色。此外，承山穴的另一項著名功能，是處理便秘與痔瘡。

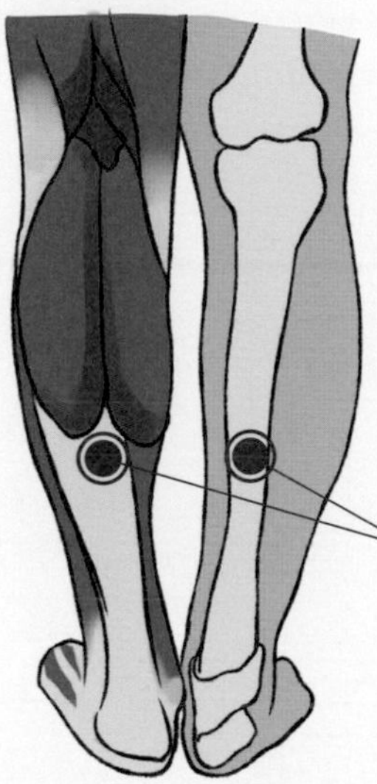

按摩功效

舒筋通絡，理氣消痔；可以排除體內濕氣、舒緩腿部肌肉，處理便秘與痔瘡等問題。

取穴法

承山穴位於小腿肚的正下方，這裡是腓腸肌內、外側頭肌腹的交會，呈人字形，承山穴就位於這個人字形的中間。

第六章

按摩足部反射區
加強功效

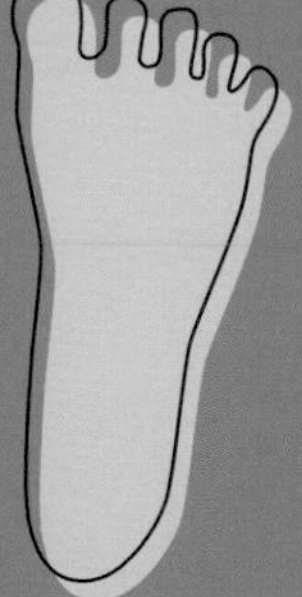

足部反射區乍聽起來是個非常現代化的醫學名詞，實際上，可以追朔到中醫的經典——《黃帝內經》，其中詳細記載了「觀趾法」，即利用觀察足部型態的改變，提早了解身體健康的變化。其後，諸多醫家將此法繼續擴展延伸，也在唐朝東傳至日本，為現今的「足心道」奠基。而足反射區科學化的開始，起自於美國醫師 Dr. William Fitzgerald 和 Edwin Bowers 在一九一三年提出區域反射療法，在足部畫出十個反射區域，並在一九一七年合著出版了《區域療法（Zone Theory）》一書，開始向外推廣至歐洲各國。

各國的反射區理論大同小異。台灣的足反射區療法，是由瑞士籍吳若石神父引進並加以推廣。吳神父的理論源自於瑞士籍護士 Schwester Heid Masafret 所著之《Gesund in die Zukunft》一書，Masafret 女士將足部劃分為六十四個反射區：

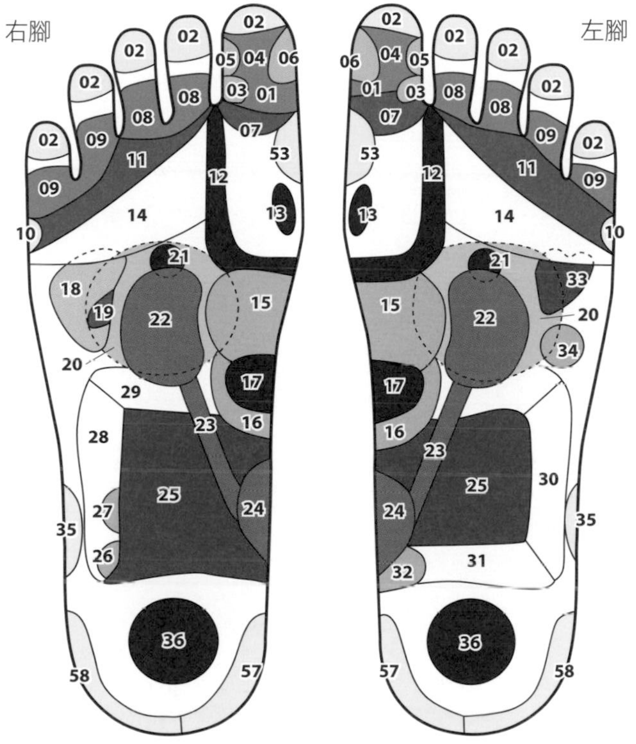

▲ **雙足底反射區**

01 頭（大腦、腦神經）
02 額竇
03 腦幹、小腦
04 腦下垂體、松果體
05 三叉神經
06 鼻腔（嗅覺神經）
07 頸項
08 眼（視覺神經）
09 耳（聽覺神經）
10 肩關節
11 僧帽筋（斜方肌）
12 甲狀腺
13 副甲狀腺
14 肺與支氣管
15 胃
16 十二指腸
17 胰臟（胰腺）
18 肝臟
19 膽囊
20 腹腔神經叢
21 副腎（腎上腺）
22 腎臟
23 輸尿管
24 膀胱
25 小腸
26 盲腸與闌尾
27 迴盲瓣
28 上行結腸
29 橫行結腸
30 下行結腸
31 乙狀結腸與直腸
32 肛門
33 心臟
34 脾臟
35 膝關節
36 生殖腺 (男：睪丸、女：卵巢、輸卵管)
53 頸椎
57 內尾骨 (尾骨神經)
58 外尾骨 (尾骨神經)

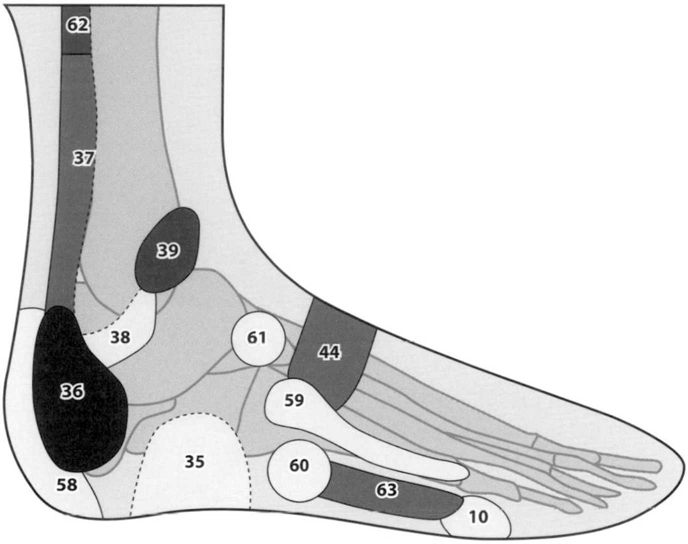

▲ 腳外側反射區

10 肩關節
36 生殖腺
37 下腹部（生理痛）
38 髖關節
39 上半身淋巴腺
58 外尾骨 (尾骨神經)
59 肩胛骨
60 肘關節
61 肋骨（第 11、12 肋骨後端）
62 坐骨神經（內脛骨、外腓骨神經）
63 上臂

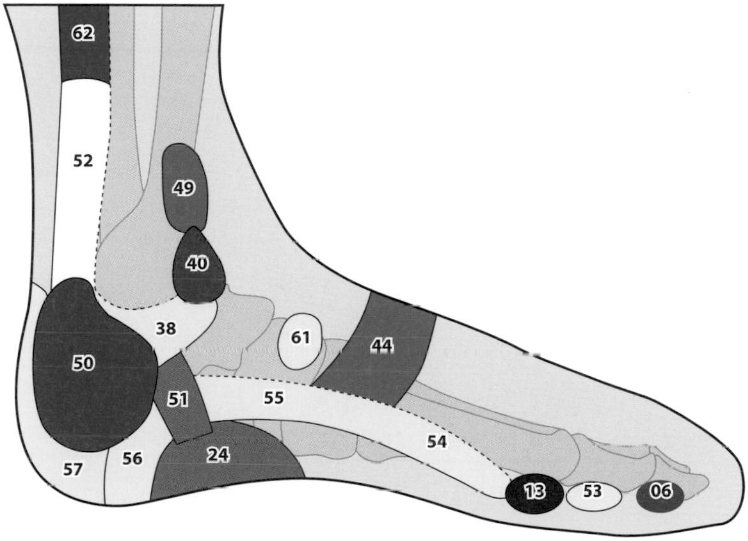

▲ 腳內側反射區

06 鼻腔
13 副甲狀腺
38 股關節
40 下半身淋巴腺
44 橫膈膜
49 鼠蹊部、腹股溝
50 子宮（女）、前列腺（男）
51 尿道、陰莖（陰道）
52 直腸
53 頸椎
54 胸椎
55 腰椎
56 薦椎
57 內尾骨（尾骨神經）
61 肋骨（第 11、12 肋骨後端）
62 坐骨神經 (內脛骨、外腓骨神經)

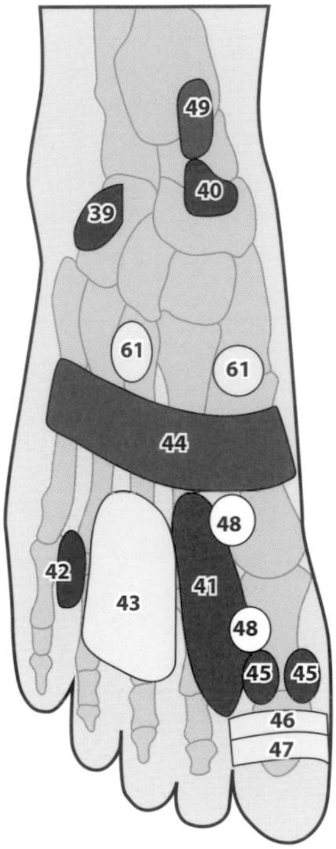

▲ 腳背側反射區

39 上半身淋巴腺
40 下半身淋巴腺
42 平衡器官
43 胸腔
44 橫膈膜
45 扁桃腺
46 下顎（牙齒）
47 上顎（牙齒）
48 喉與氣管、食道
49 鼠蹊部、腹股溝
61 肋骨（第 11、12 肋骨後端）
64 顏面（皮膚）

足反射區的排列是有跡可循的，大致上來說和人體的解剖位置排列一致，腳趾到足跟分別是人體的頭到腳，腳的拇指就是人的頭部，其餘四趾包含五官及面部。而腳板的部分是腹部的多種臟器，諸如：肺臟、消化系統、腎臟等等。生殖系統與泌尿系統的反射區則位於足跟處。雙足內側的足弓區則是脊椎反射區，從腳趾到足跟分別是頸、胸、腰、薦椎等。至於四肢的反射區則位於雙足外側。足部治療依循中醫「以左治右，以右治左」的原則。

足部治療的歷史淵遠流長，最早可追朔到古埃及時期，便有壁畫記錄使用足部按摩的治療手法。在印度的宗教神話裡，也有足部的圖騰與身體各部位連結的記載。延伸到近代，現代醫學開始將足部療法歸類於「另類及輔助醫學(Complementary and Alternative Medicine)」之中，足以證明足部療法對於養生的療效。以下介紹幾個比較常使用的反射區：

✦額竇、大腦、小腦及腦幹反射區

這些關於腦部的反射區都位於腳趾附近。共同特徵都是與頭面的不舒適或調整精神狀況相關，除此之外，也有各自的特點：

額竇反射區：位於雙腳五根腳趾的趾尖。對於感冒導致的頭痛、頭暈或神經衰弱等症狀療效良好。

大腦反射區：位於雙腳的大拇趾趾腹（中心點為腦垂體反射區）。大腦可以控制軀體及內臟的功能，也可以調節體溫及內分泌等等，更與語言、學習、思維相關，是人體不可缺少的中樞。按壓大腦反射區，除了可以安撫精神、調整頭面的氣血循環，亦對頭暈、頭痛、失眠、血壓不正常等症狀有不錯的效果。

小腦及腦幹反射區：位於雙腳大拇趾的內側。這一區主要是用於維持身體平衡、協調肢體動作，在大腦中樞與四肢軀幹間擔任承上啟下的角色。按摩此區可以安撫損傷的肌肉與運動神經，以及平衡感失調、暈眩等問題。

✦平衡器官（內耳迷路）反射區

人體的平衡感是依靠耳朵、小腦、本體感覺以及視覺來互相協調，這裡的耳朵指的其實是內耳裡的前庭。前庭又稱為人體的平衡器，除了協調人體的平衡感，同時也和耳蝸一起組成聽覺系統。一般來說，眩暈多半和平衡器官有關，所以，當我們按摩平衡器官反射區時，可以緩解暈車暈船、眩暈、耳鳴、梅尼爾氏症等等。

平衡器官反射區位於雙腳足背的四、五趾相接處，一般來說會是一個凹陷的溝縫。

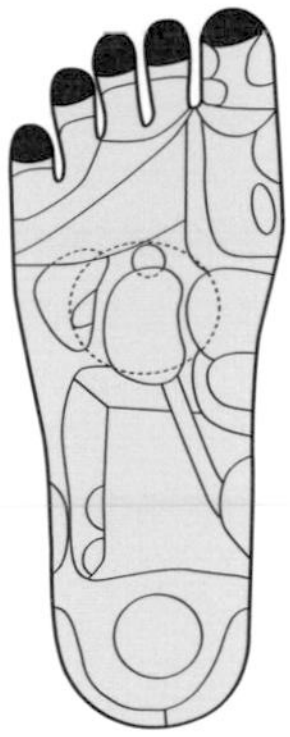

▶ 額竇反射區

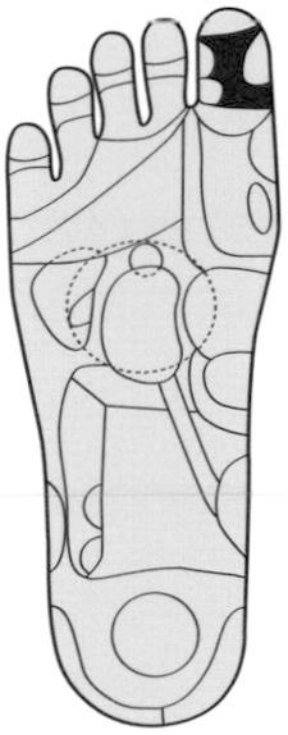

▶ 大腦反射區

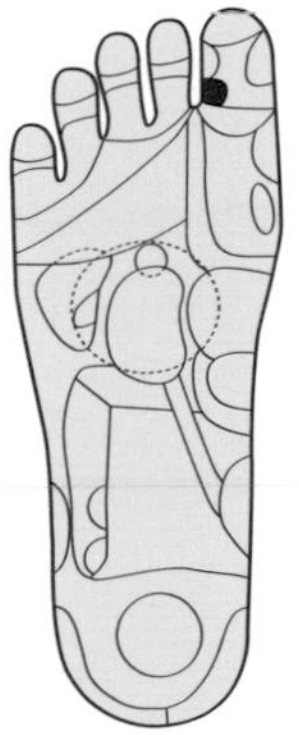

▶ 小腦及腦幹反射區

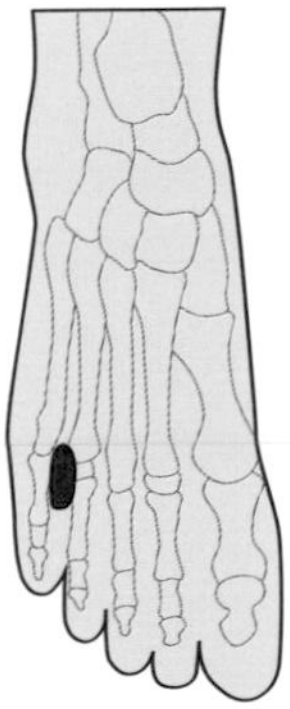

▶ 內耳迷路反射區

✦眼、耳、鼻反射區

眼、耳、鼻的反射區都位於腳趾。按摩這些區域，除了可以放鬆平時勞苦功高的感覺器官，有不舒服的症狀亦可以緩解。

眼反射區：位於雙腳腳底二、三趾的趾節。因現今生活習慣的改變，3C產品、隱形眼鏡的使用頻率越來越高，使得現代人的眼球及眼睛周遭較為虛弱，容易有細菌感染或眼肌疲勞的情形出現，按摩此區可以舒緩因長時間用眼造成的視覺疲勞，或是結膜炎、針眼等造成的不適。

耳反射區：位於雙腳腳底四、五趾的趾節。耳反射區的功能專注在聽覺方面，按摩這個區域可以處理耳鳴、中耳炎等症狀。

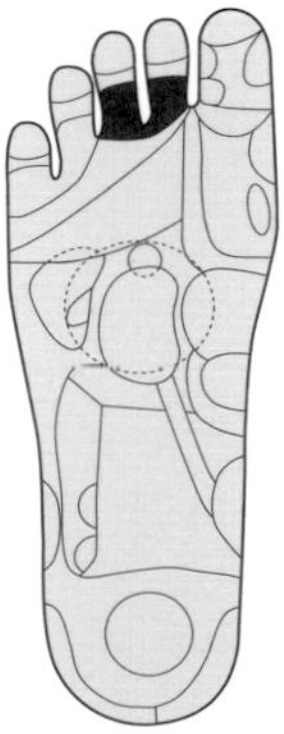
▶眼反射區

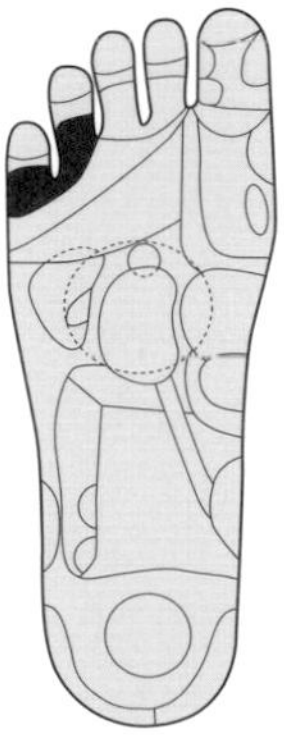
▶耳反射區

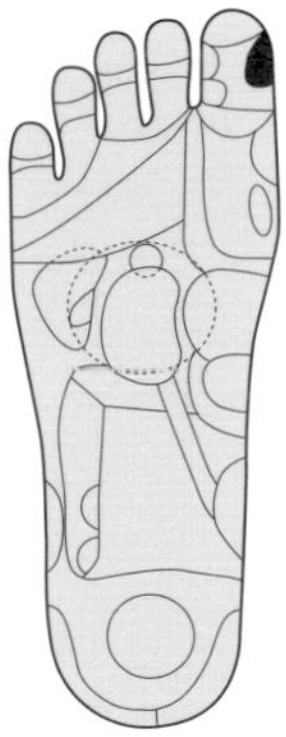
▶鼻反射區

鼻反射區：位於雙腳大拇趾的外側邊。鼻子除了是嗅覺器官，也是人體的呼吸器官，可以過濾並暖化空氣，讓進入肺部的空氣不會太過於刺激。

✦肝臟反射區

肝臟是人體內最大的器官，位於腹腔的右上方。肝臟的功能有很多，諸如分泌膽汁幫助消化脂肪、分解酒精、代謝藥物及有害物質，將人體多餘的養分轉化為肝醣儲存，除此以外，肝臟也是人體的造血器官之一。由於肝臟的神經分布相對較少，所以肝臟的疾病通常到晚期才被檢查出來。

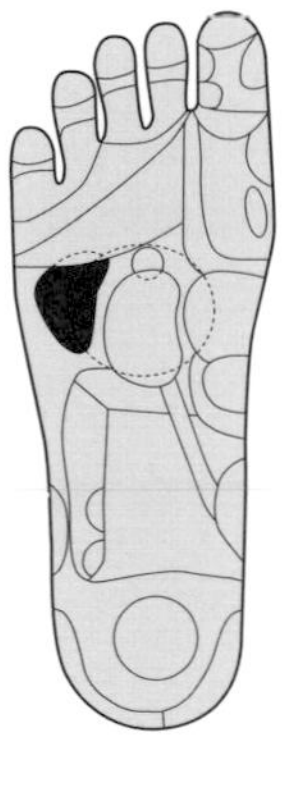

▶肝臟反射區

肝臟反射區位於右腳腳趾四、五趾後方的肌肉突起後。時常按摩肝臟反射區，可以強健消化功能，並可以增強免疫力、提升身體代謝機能。廣告上有一句貼切至極的宣傳語：「肝若不好，人生是黑白的。」因此就用按摩反射區來照顧自己辛勞的肝臟吧！

✦ 肺與支氣管反射區

人只要活著就需要呼吸，肺臟可說是人體三百六十五天全年無休的全勤勞工，但由於現今環境的惡化，除了應付人體的生理需求，現在肺臟還需要應付外來污染物的侵襲。世界衛生組織旗下的國際癌症研究署，已經將戶外懸浮微粒列為第一級致癌物，除此之外，「肺為嬌嫩之臟」，這些空氣中的懸浮微粒在小於 PM2.5 時，會由呼吸道進入肺臟，進而引發呼吸道發炎、氣喘惡化、慢性阻塞性肺病等等。

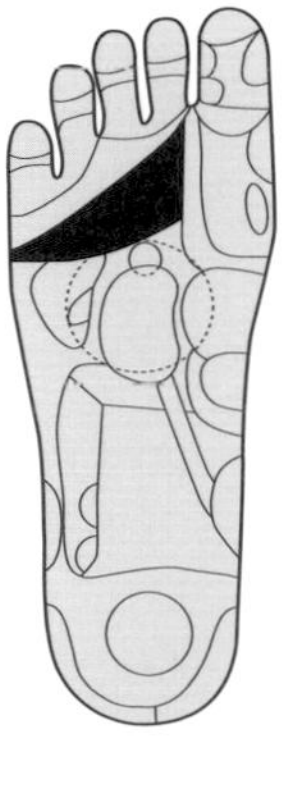
▶ 肺與支氣管反射區

肺反射區位於雙腳第二趾至四趾後方的肌肉突起處、橫數一拇指以後的帶狀區域，該區約為一拇指寬。時常按摩這個區域，可以增強肺部功能，緩解咳嗽、喘息，減少痰液分泌，降低呼吸道的不適。

✦ 胸部反射區

胸部這個區塊除了心臟、肺臟，還包含了食道、氣管以及淋巴組織，對於女性而言還包含乳房。現代人普遍生活壓力大，氣血循環差，常有胸悶不舒的症狀出現，造成的原因族繁不及備載，但我們可以按摩位於雙腳第二、三、四趾後方的腳背區域，該區就是所謂的胸反射區。此外，若女性有乳房脹痛的問題，也可以按壓此區來緩解不適。

✦胃、小腸反射區

進食後，食物會從口腔、食道進入胃、十二指腸、小腸，開始進行消化作用。胃是人體用來儲存食物並消化蛋白質的地方，之後會連接到小腸進行進一步的消化分解，再將分解後的營養物質吸收並且分散到人體各處。

胃反射區：位於雙腳拇指後方骨

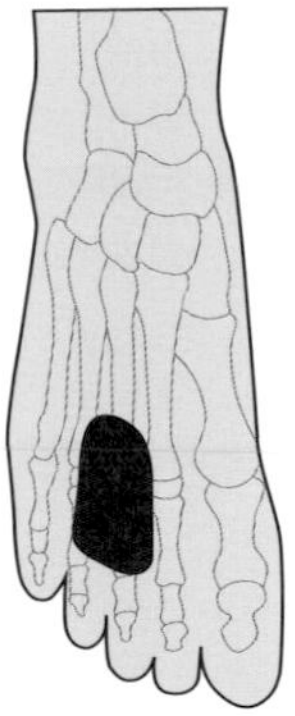

▶胸反射區

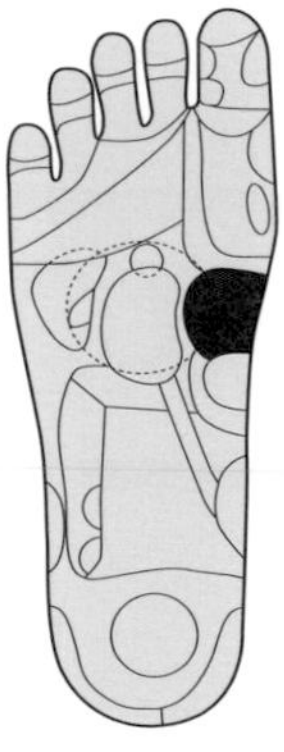

▶胃反射區

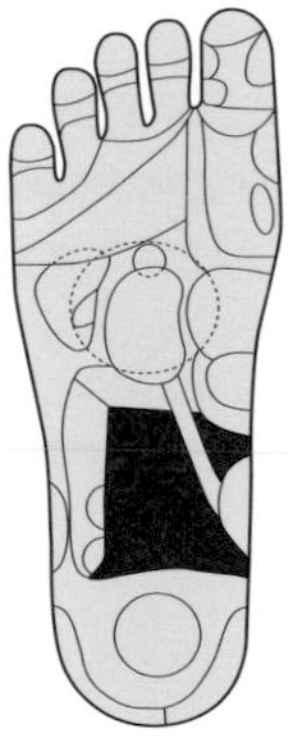

▶小腸反射區

頭突起之後的凹陷處。當我們有脹氣、噁心、打嗝不止、消化不良的症狀時，都可以按摩此處來緩解。

小腸反射區：則位於雙腳足底中間的凹陷區域。按摩此處可以舒緩腸胃炎、食慾不振、消化不良、腹脹等情形。

✦ 腎臟反射區

腎臟是人體大型的「污水處理廠」，可以將人體中的代謝廢物過濾成尿液，進而排出體外，並維持體內水分及電解質的平衡。此外，腎臟也可以分泌紅血球生成素，刺激骨髓造血，是血功能中極為重要的一環。在中醫理論中，腎是「先天之本」，也是「藏精之所」，主骨髓。在腎氣充足時，人就會雙目有神、精神充沛；腎氣不足時，常會體虛無力，甚至可能未老先衰。

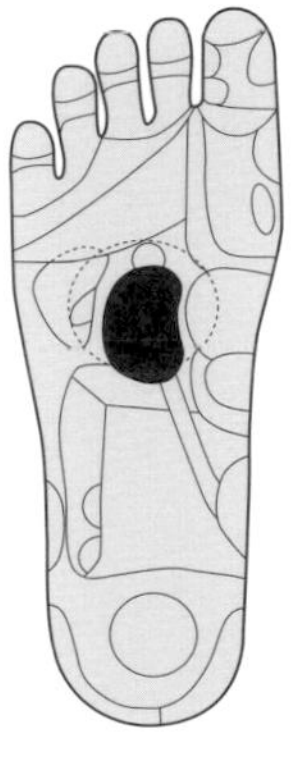

▶腎反射區

腎臟反射區位在雙腳腳板彎曲時，產生的人字線後方區域。現代人由於工作忙碌，精神壓力大，時常無法得到充足的休息以致於過度使用腎氣，時常按摩腎臟反射區，可以舒緩疲勞的腎臟，亦可解決水腫、泌尿系統的問題。

✦子宮與前列腺反射區

此區位於雙腳腳踝內側，內踝尖端與阿基里斯腱之間的凹陷處，女性是屬於子宮，男性則是前列線。

子宮在中醫裡稱為「女子胞」，是儲存女性經血並孕育胎兒的場所。現今女性多有痛經的問題，大多是由於子宮內寒氣過剩所致，按摩此區可以緩解此一症狀。男性隨著年齡增大，前列腺也有可能肥大，若前列腺體積過大，容易壓迫到尿道，導致尿頻、排尿困難、排尿疼痛等問題，而按摩此區，有助於減緩前列腺腫大的趨勢。

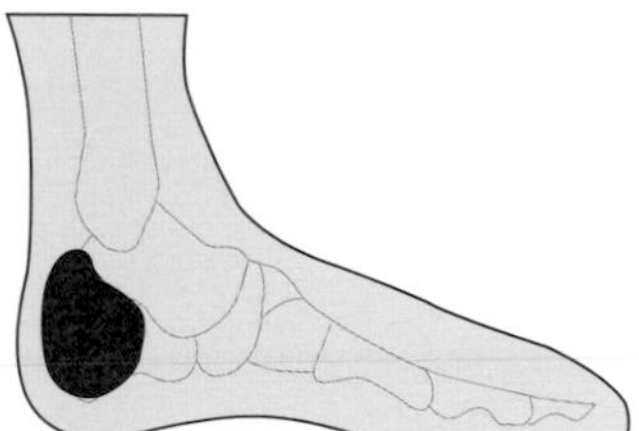

▶子宮與前列腺反射區

第七章

用中藥草足浴遠離疾病

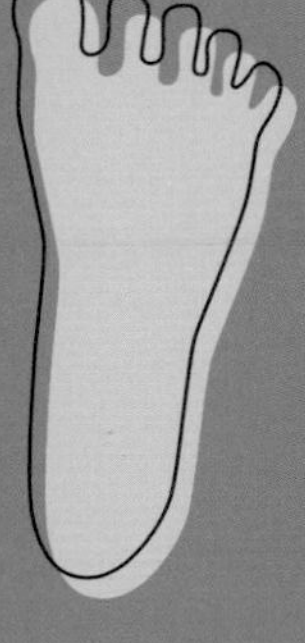

01 感冒

當季節變化交替，或是早晚溫差大的時候，診所外總是大排長龍，大部分的人都是因為感冒而來。感冒不是甚麼嚴重的疾病，但真的會讓人很不舒服，臨床症狀大多以鼻塞、咳嗽、發燒、頭痛、全身不適為主，但也會因個人的體質強弱而有所不同，一般而言，病情會持續三至七日。

在中醫的典籍中，沒有「感冒」這個病名，最早描述感冒這類症狀的，是《傷寒論》中的「中風」，這個「中風」並非指現代的心血管疾病，而是取「被風邪（外邪）擊中」之意。

根據外邪的不同，中醫將感冒分成兩種類型：風寒型感冒及風熱型感冒。

風寒型感冒	風熱型感冒
發熱怕冷、咳嗽、鼻塞、流鼻涕、頭身皆痛	
怕冷為主、發熱較輕	發熱嚴重、較不怕冷
喉嚨發癢	喉嚨痛
鼻涕無色或色白	鼻涕黃
痰色稀白	痰色黃，且不易咳出
口不渴	口渴

《風寒型感冒》足浴配方

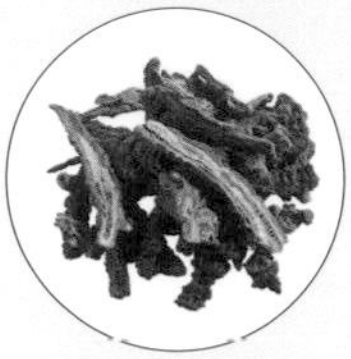
羌活 30 克

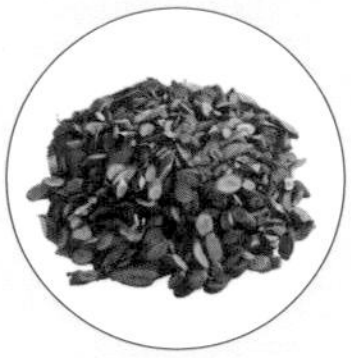
桂枝 40 克

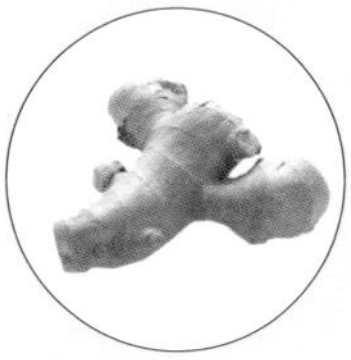
生薑 40 克

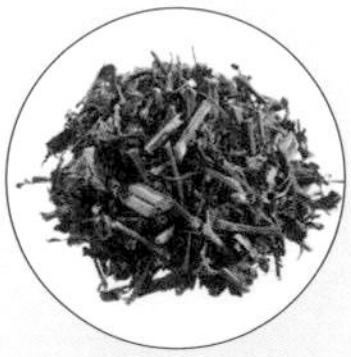
藿香 30 克

《風熱型感冒》足浴配方

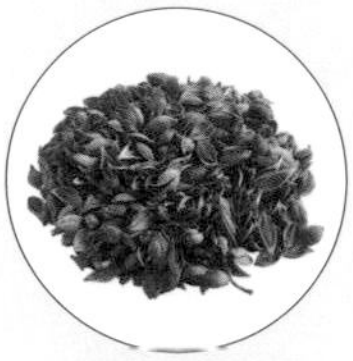
連翹 30 克

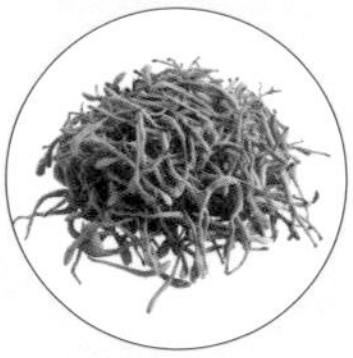
金銀花 30 克

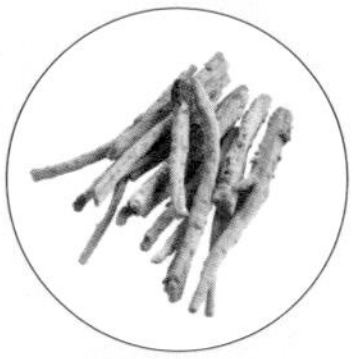
防風 30 克

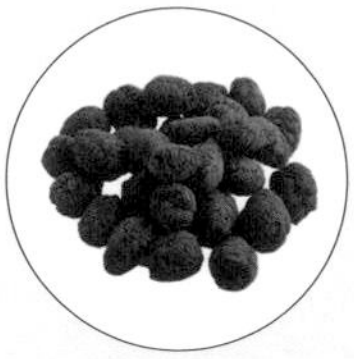
生梔子 30 克

而風寒型和風熱型感冒皆可以按摩同一組穴位及足反射區來達到保健的目的：

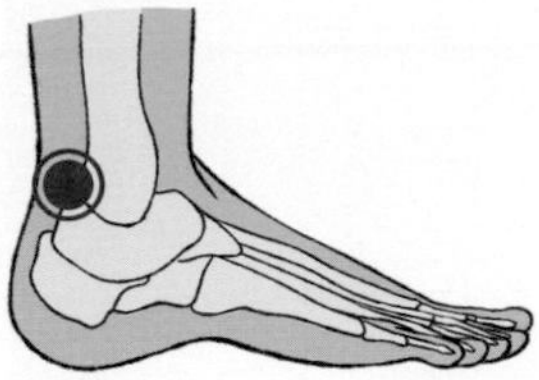

【崑崙穴】

位於足外踝尖與阿基里斯腱的連線中點。

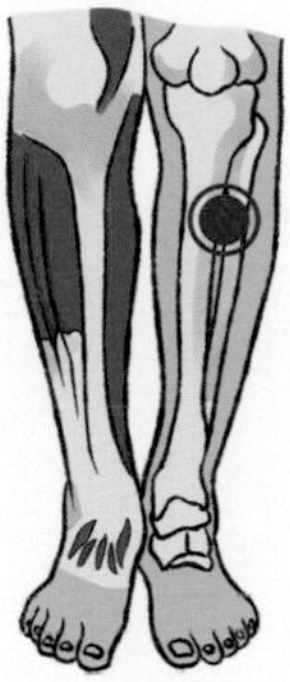

【足三里穴】

位於小腿外側，膝蓋下三寸。簡單的取穴法是以膝外眼處下量四橫指，小指下緣與脛骨前緣附近肌肉最豐厚處的交會處。

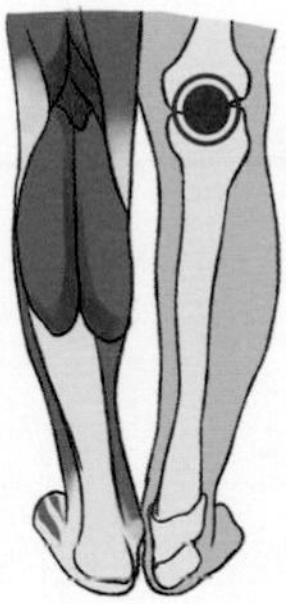

【委中穴】

位於膝蓋膕窩、膕橫紋的中點。取穴時可以屈膝或坐下，摸到膝蓋後方有兩條大筋，穴位就在大筋的中間。

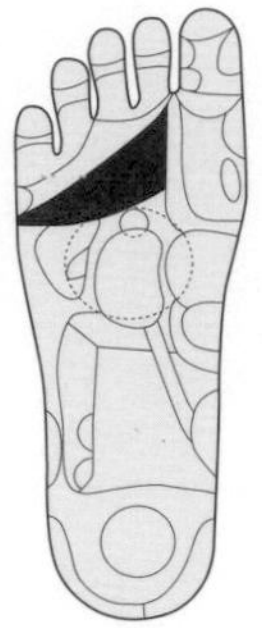

【肺與支氣管反射區】

位於雙腳腳趾第二趾至四趾後、橫放一拇指以後的帶狀區域，該區域約為一拇指寬。

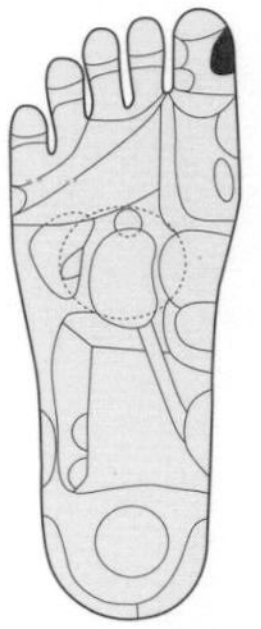

【鼻反射區】

位於雙腳大拇趾的外側邊。

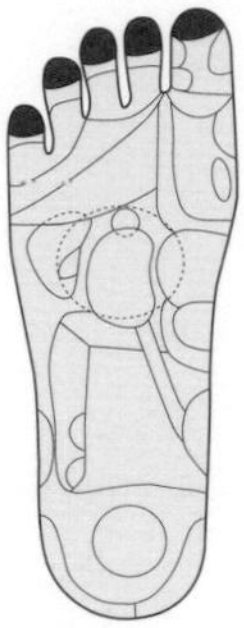

【額竇反射區】

位於雙腳五根腳趾的趾尖。

02 失眠

「人的一生有三分之一的時間是在睡眠中度過」這雖然是一句販賣床鋪的廣告詞，卻也精準地表達出睡眠在生活中的重要性。但是，根據台灣睡眠醫學學會於二〇一五年的調查研究顯示，台灣的失眠盛行率為二〇・二％，位居世界第二，僅次於美國，這表示在台灣每五個人之中，便有一人因失眠所苦。

失眠的定義是即使有適當的環境和機會睡眠，仍然入睡困難、難以持續睡眠或是提早醒來，或對睡眠沒有飽足感、睡醒時仍沒有恢復精神的感覺，上述情況若是一周內有三天發生，或是持續一個月以上，即稱為慢性失眠。

長期失眠容易影響情緒、記憶力、思維能力、肢體協調性、白天的日常生活、工作表現等等，也會使身體的免疫力降低，並增加罹患精神性疾病（例如憂鬱症）、心肺系統疾病、疼痛相關疾病的機率。同時，失眠也造成了自殺率以及藥物濫用比例上升。

史丹佛大學（Stanford University）行為科學系、荷蘭萊頓大學（Leiden University）神經及內分泌學系的研究員 Dan Pardi 在一次訪談中提到，溫度與睡眠相關。而加利福尼亞大學洛杉磯分校的研究也指出，溫度似乎是影響人類睡眠長度及入睡難易度的主要因素。人在呈現臥姿時，會重新分配體內的熱量，從核心向周圍分散，而且睡著時核心體溫會逐漸下降。因此睡前的足浴或沐浴等，可以提高人的核心體溫，而在體溫逐漸下降的過程中，大腦會接收到睡眠訊號，進而提升睡眠品質。紐約長老教會醫院／威爾康乃爾醫學中心的研究員 Dianna Augelli 也有類似的研究結果。

從中醫的角度來看，失眠主要是因為心火過旺、心神不寧。心火過旺的原因有很多，可能是因為腎水不足而無法上濟心陰，使心火亢盛，就好像是在燒熱水時，水太少而火太旺，就容易燒乾鍋子。也有可能是因為體內痰濕聚集，類似森林中落葉累積太多容易自燃，痰濕過多容易化熱形成痰火，痰火會上擾心神，使人心神不寧，進而導致失眠。

《失眠》足浴配方

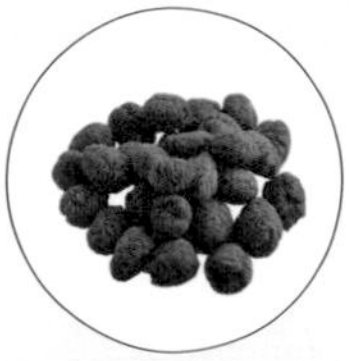

生梔子 30 克

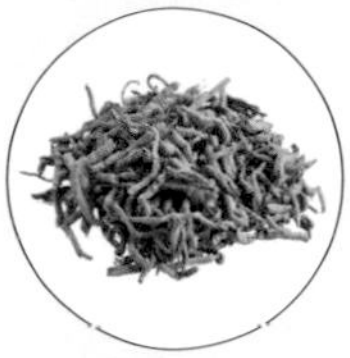

遠志 30 克

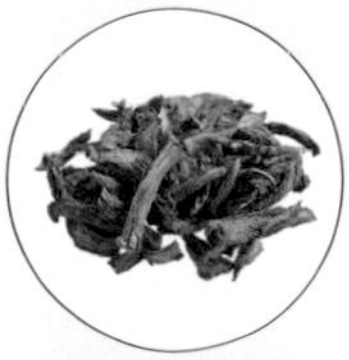

丹參 30 克

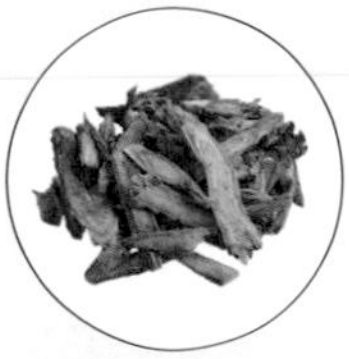

黃芩 30 克

《失眠》穴道按摩

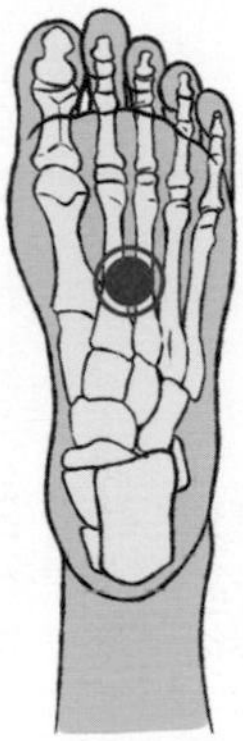

【湧泉穴】

位於腳板，在第二、三趾趾縫與腳跟連線的前三分之一凹陷處。另一個取穴方法，則是找尋腳板人字縫的交叉點。

《失眠》反射區按摩

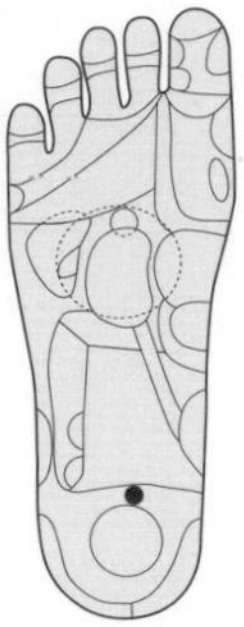

【失眠點】

位於雙腳腳跟骨正前方的一點，約位於腳板的後三分之一處。

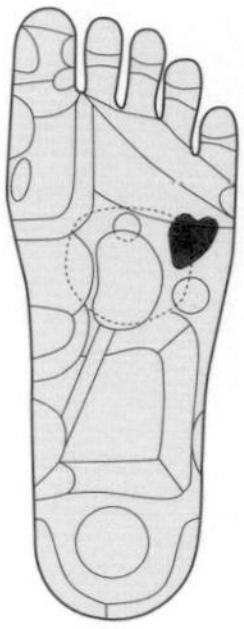

【心反射區】

位於左腳腳板四、五趾後方，高起的肌肉下方。

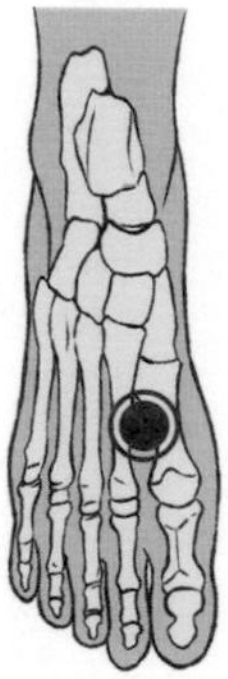

【太衝穴】

位於足背，從大拇趾和第二趾的指縫向足背推按，按到兩骨間交會的凹陷處。

剩茶泡腳法

我們也可以用沖泡後剩下的茶葉來進行足浴，減輕失眠的症狀。眾所皆知，茶葉有提神、清熱解毒、生津除煩的作用，既然能夠提神，怎麼能用來治療失眠呢？這是因為茶葉中用來提神的咖啡鹼會因為沖泡而融進茶水中，所以當沖泡次數越多，泡剩下的茶葉裡殘留的咖啡鹼就越少，但是茶葉中清熱解毒、生津除煩的功用仍然存在，因此用來除心火、安心神是再好不過了。

03 高血壓

高血壓是許多重大傷病的危險因子，經由世界高血壓聯盟的研究顯示，全世界約有十八％人口的死亡原因與高血壓相關，而根據國民健康署一〇二至一〇四年國民營養健康變遷調查顯示，十八歲以上的國民大約每四人就有一人罹患高血壓，估計全國約有四百六十二萬人是高血壓患者。

高血壓又有「沈默殺手」之稱，因為高血壓通常無症狀，經常是藉由檢查或是解決其他疾病的過程中發現，又因為高血壓對於日常生活並無明顯的影響，所以許多患者沒有依照醫囑改變生活習慣來控制血壓，常因此導致高血壓的併發症，例如心臟病、腦中風、腎臟病等。

✦肝陽亢盛型高血壓

在中醫的世界裡，造成高血壓的原因，很大一部分是由於肝陽上亢。現代人的生活節奏緊張，工作壓力巨大，睡眠不足更是常態，這些因素都會導致肝陽亢盛，這時要使用平肝瀉火的方式使血壓下降。

《高血壓》足浴配方

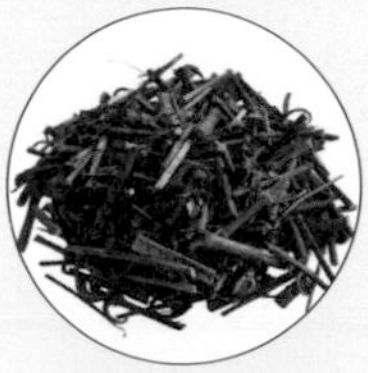

鉤藤 30 克

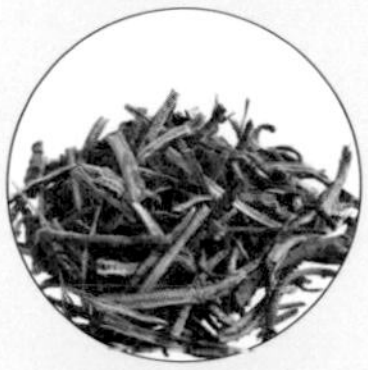

柴胡 30 克

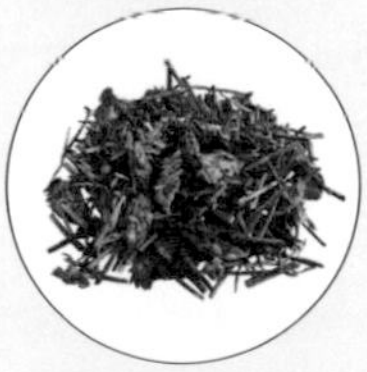

夏枯草 30 克

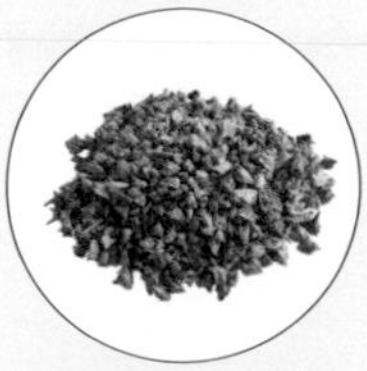

刺蒺藜 30 克

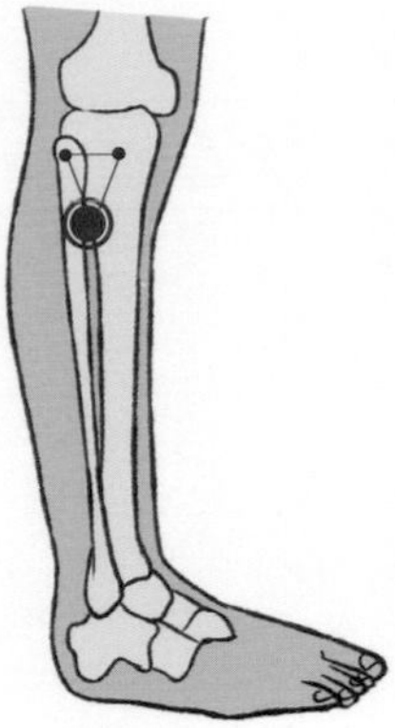

【陽陵泉穴】

位於小腿外側，腓骨頭前下方的凹陷處，與脛骨小頭、腓骨小頭成一個正三角形。

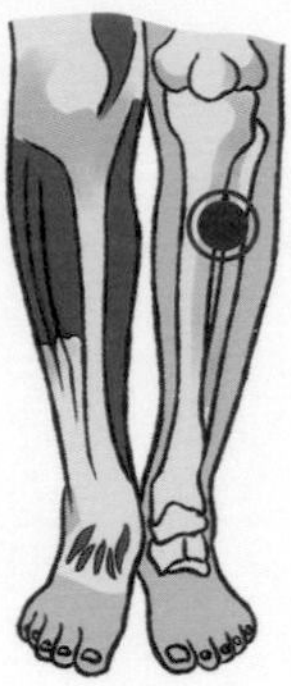

【足三里穴】

位於小腿外側，膝蓋下三寸。簡單的取穴法是以膝外眼處下量四橫指，小指下緣與脛骨前緣附近肌肉最豐厚處的交會處。

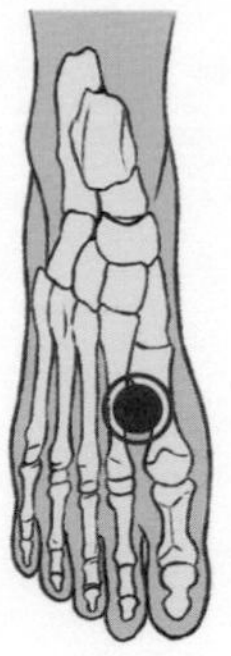

【太衝穴】

位於足背，從大拇趾和第二趾的指縫向足背推按，按到兩骨間交會的凹陷處。

《高血壓》反射區按摩

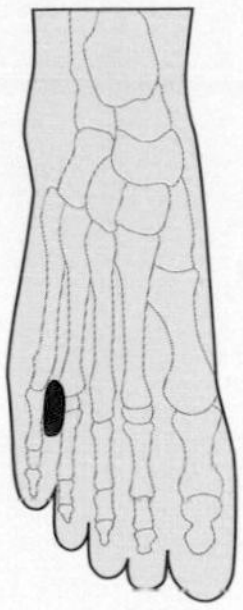

【平衡器官（內耳迷路）反射區】

位於雙腳足背的四、五趾相接處。

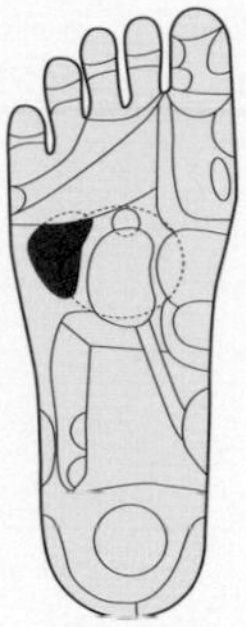

【肝臟反射區】

位於右腳四、五趾後方的肌肉突起後。

✦身體虛弱型高血壓

造成高血壓的另一種原因，可能是身體虛弱，無法代謝人體的廢棄物質，進而導致高血壓。會產生這樣狀況的患者，多半是老年人或久病體虛的病人，此時適合用滋陰通絡的方式來控制血壓。

《高血壓》足浴配方

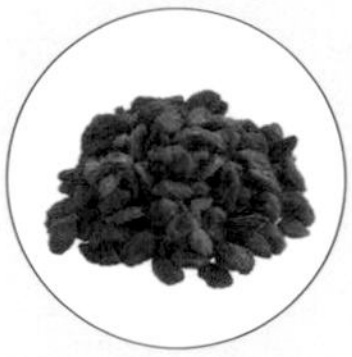

枸杞子 40 克

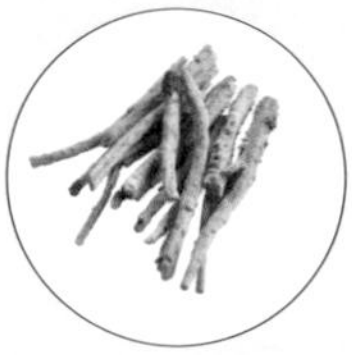

沙參 40 克

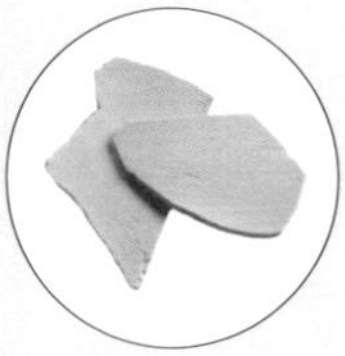

茯苓 30 克

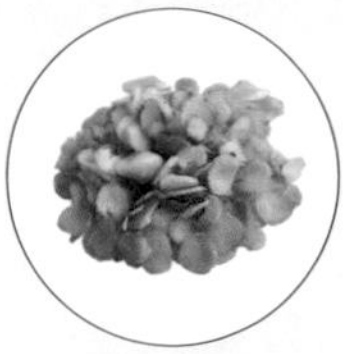

半夏 30 克

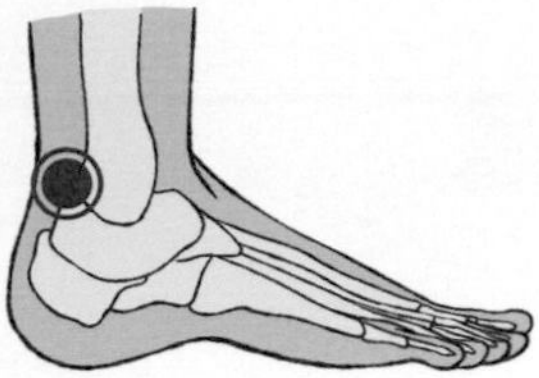

【崑崙穴】

位於足外踝尖與阿基里斯腱的連線中點。

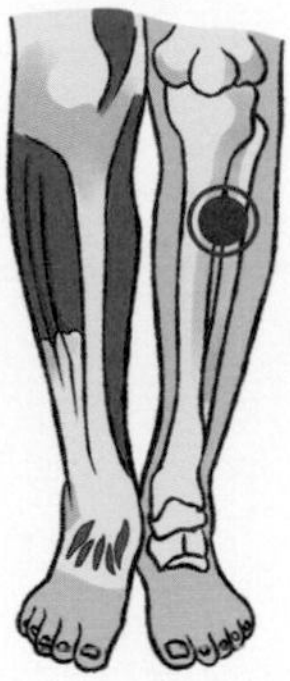

【足三里穴】

位於小腿外側，膝蓋下三寸。簡單的取穴法是以膝外眼處下量四橫指，小指下緣與脛骨前緣附近肌肉最豐厚處的交會處。

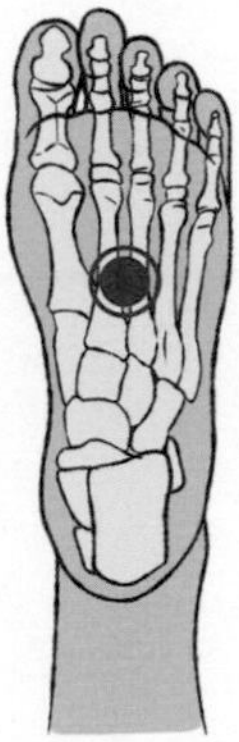

【湧泉穴】

位於腳板，在第二、三趾趾縫與腳跟連線的前三分之一凹陷處。另一個取穴方法，則是找尋腳板人字縫的交叉點。

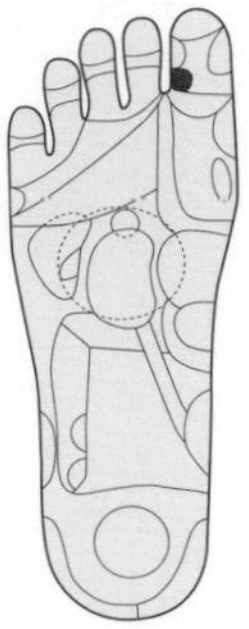

【小腦及腦幹反射區】

位於雙腳大拇趾的內側。

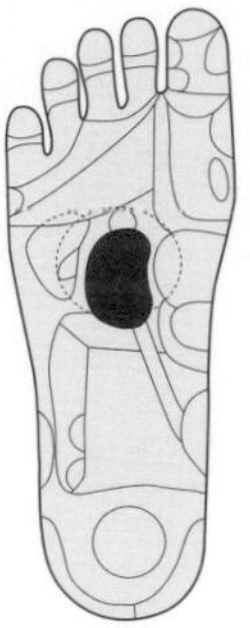

【腎臟反射區】

位在雙腳腳板彎曲時，產生的人字線後方區域。

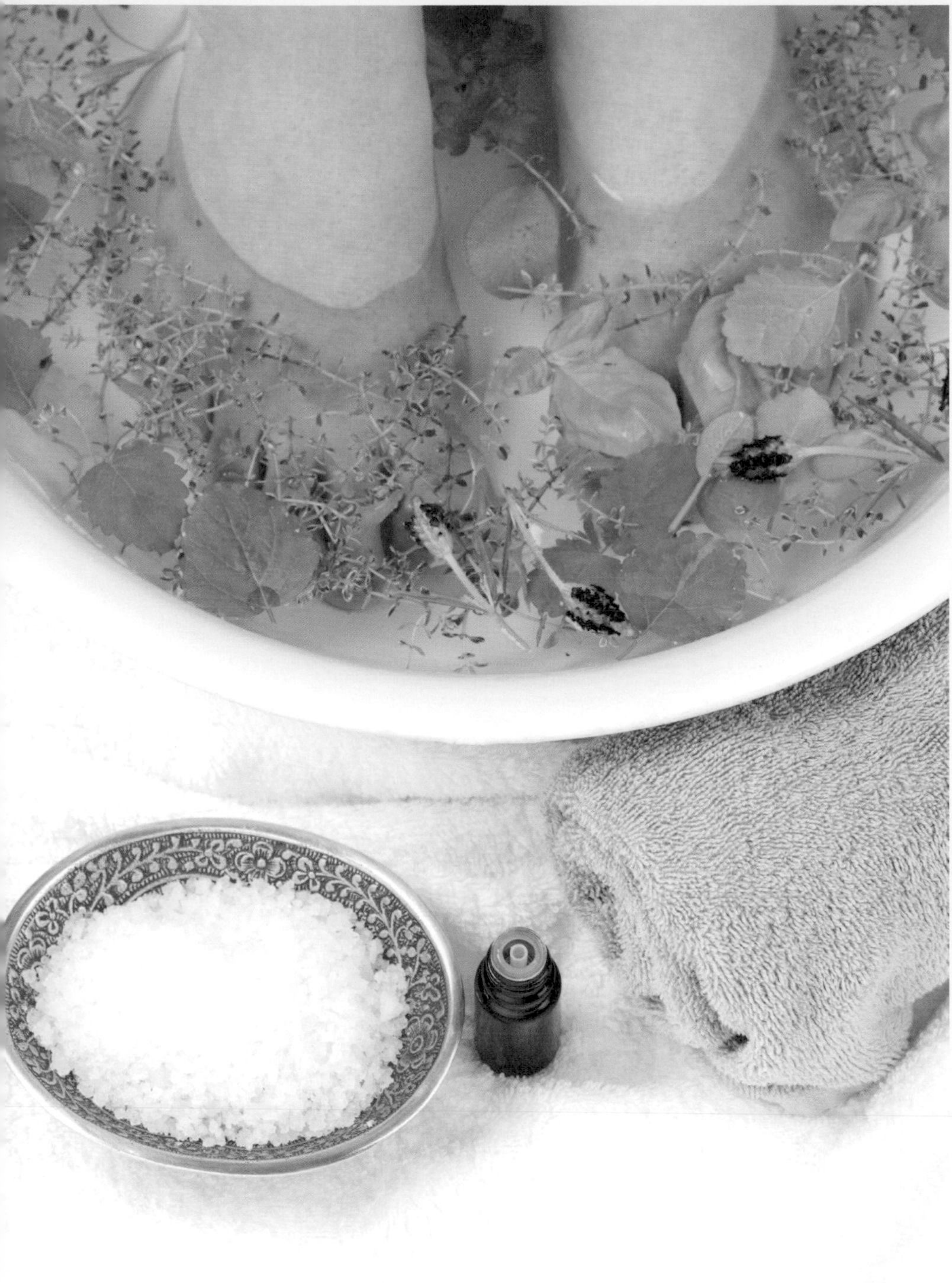

04 胃病

「胃病」就是胃不舒服，但又沒什麼明顯大毛病，通常指上腹、肚臍以上不適，又與飲食、消化相關。由於胃部沒有明顯的痛覺神經，所以患者一般來說都覺得上腹部有一個模糊的區域感到悶痛，用台語來講就是「胃鄒鄒」、「胃嘈雜」、「嘈心」的感覺。

造成胃病的原因有很多，工作壓力、飲食習慣不佳、抽煙喝酒等不良習慣、熬夜、家族遺傳等都有可能造成胃病的發生。由於胃病在日常生活中早已見怪不怪，很多人以為吞下一顆胃藥就足以解決問題。根據統計，台灣人一年可以吃掉疊起來有六千六百九十三棟臺北一〇一那麼高的胃藥，大約是二十二億顆。每四個人就有一人是胃食道逆流的患者，有十分之一的人口患有消化道潰瘍，更有一半的人口感染了胃幽門桿菌。如果單純吃胃藥就足以解決胃部不適，為什麼台灣還會有這麼多病患呢？

就中醫的觀點看來，胃病的患部在胃，但同時也會與肝脾相關，若我們只將治療目標放在胃部，難免會有「標本不兼顧」之感。

✦壓力、勞累使肝氣鬱結甚至肝火旺盛型

肝臟之所以與胃病相關，主要是因為脾胃於中醫五行中屬土，肝臟屬木，在五行相剋相生中，木會克土。當我們因為壓力、勞累使肝氣鬱結，甚至肝火旺盛時，脾胃也會因此受到牽連。

《胃病》足浴配方

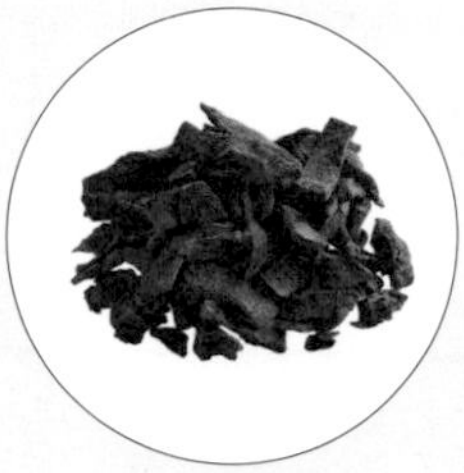
陳皮 30 克

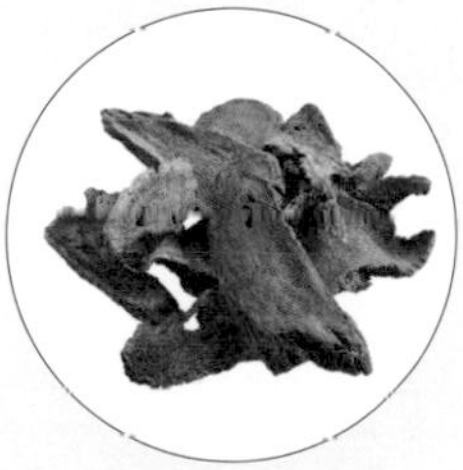
木香 30 克

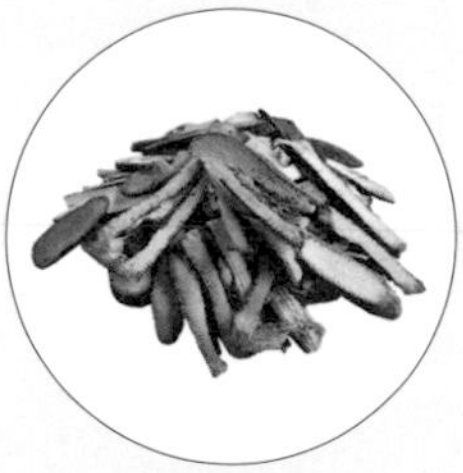
枳殼 30 克

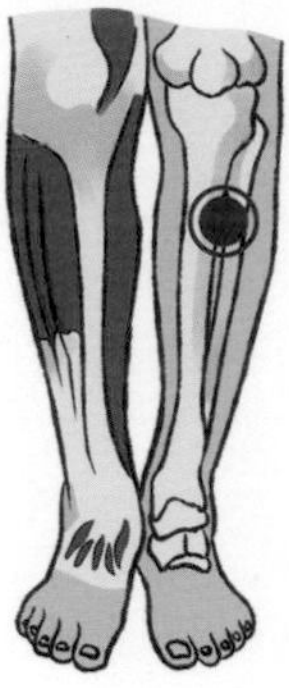

【足三里穴】

位於小腿外側，膝蓋下三寸。簡單的取穴法是以膝外眼處下量四橫指，小指下緣與脛骨前緣附近肌肉最豐厚處的交會處。

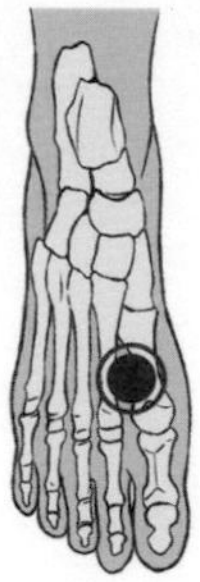

【太衝穴】

位於足背，從大拇趾和第二趾的指縫向足背推按，按到兩骨間交會的凹陷處。

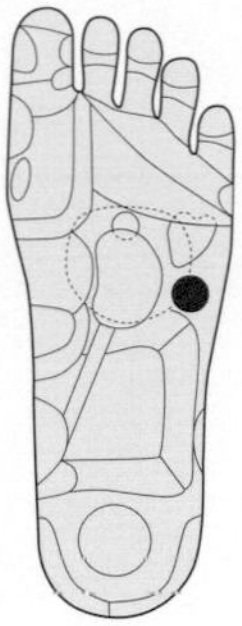

【脾反射區】

位於左腳四、五趾後方的肌肉突起後，接近腳板二分之一處。

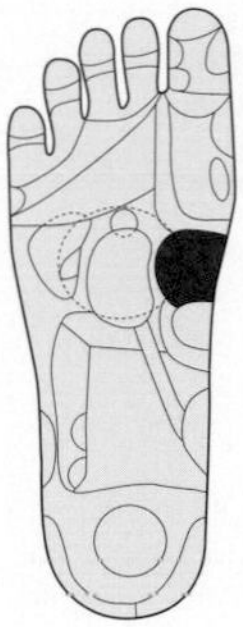

【胃反射區】

位於雙腳腳拇趾後方骨頭突起之後。

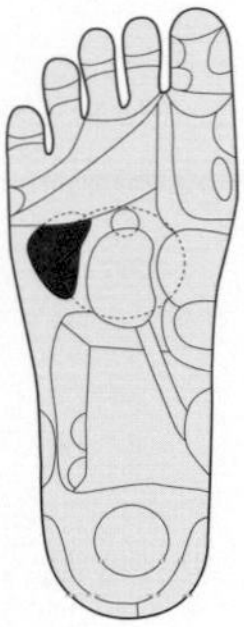

【肝臟反射區】

位於右腳四、五趾後方的肌肉突起後。

✦消化不良、胃部不舒型

脾胃本就互為表裡，胃主收納、脾主運化，若脾臟的運化失常，便會使胃部收納的食物無法正常消化，進而有消化不良、胃部不舒的情形產生。

《胃病》足浴配方

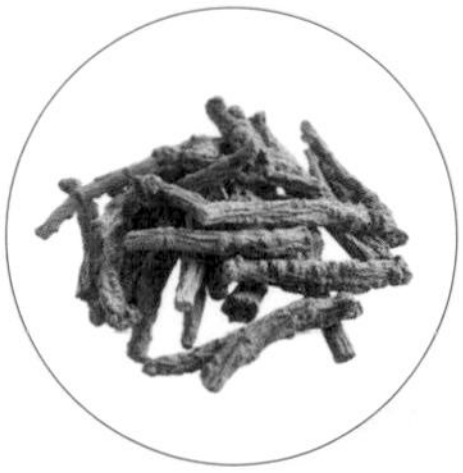

黨參 30 克

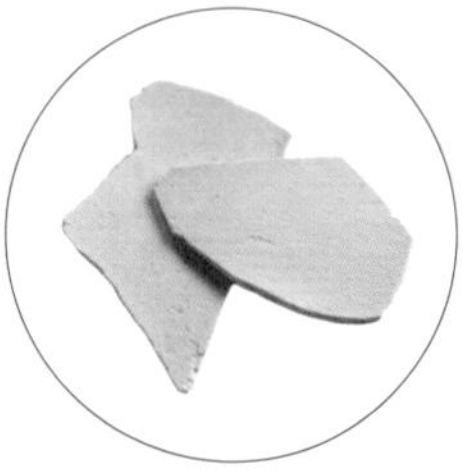

茯苓 30 克

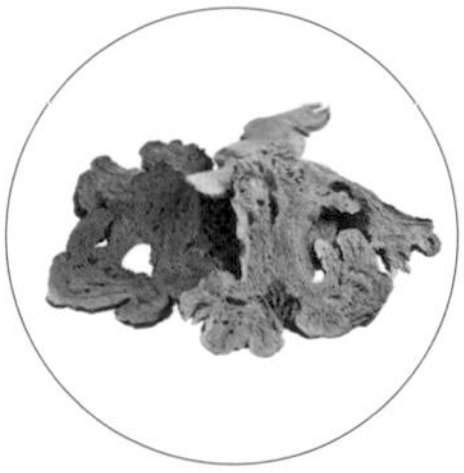

白朮 30 克

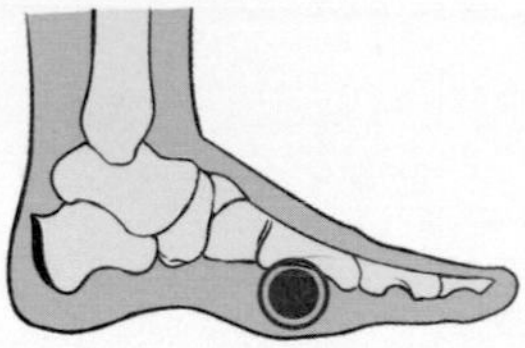

【公孫穴】

位於足部內側，沿著大拇指內側赤白肉際向腳跟推按，即可找到一個突出的骨頭，就在骨頭後端下緣的凹陷處。

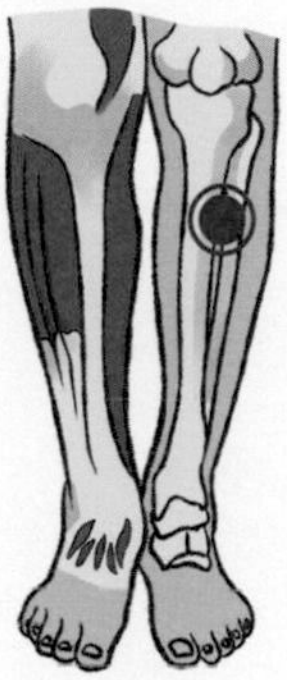

【足三里穴】

位於小腿外側，膝蓋下三寸。簡單的取穴法是以膝外眼處下量四橫指，小指下緣與脛骨前緣附近肌肉最豐厚處的交會處。

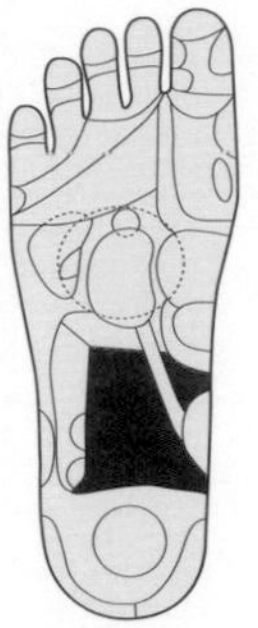

【小腸反射區】

位於雙腳足底中間的凹陷區域。

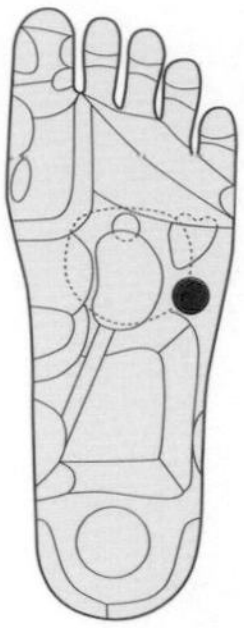

【脾反射區】

位於左腳四、五趾後方的肌肉突起後，接近腳板二分之一處。

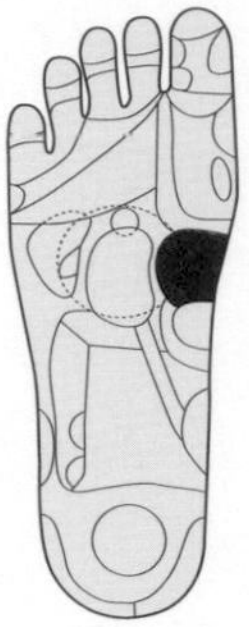

【胃反射區】

位於雙腳拇趾後方骨頭突起之後。

05 便祕

便秘已經是現代的文明病之一，無論男女都很常見，根據國外的研究顯示，便秘的盛行率約有十五％，年齡越大，發生的機會越高。甚至有研究表示，六十五歲以上的老人有四成以上都曾有過便秘的困擾。

便秘其實是一種症狀，因為每個人排便的頻率並不相同（從每日排便三次到每三日排便一次都算是正常），所以對於不同人來說，便秘的定義都不一樣，通常是包含了排便次數減少、需要更加用力的排便、糞便的體積及重量減少、需要軟便劑或瀉藥才能排便等。

是什麼原因造成便秘呢？可能是由於纖維、水分的攝取不足，或是長期久坐、外在環境改變等都有可能造成便秘。中醫認為，便秘的產生與脾胃、大腸、氣血津液、人體的寒熱虛實相關，簡單來說，造成便秘的原因粗略可以分成三種：體內燥熱造成熱秘、氣虛造成氣秘、津液不足導致虛秘。

✦體內燥熱過盛便秘型

體內燥熱過盛導致體內的津液大傷，進而造成便秘問題，這種情況一般多見於青壯年。可以藉由瀉火、補充津液來滋潤腸道，緩解便秘的症狀。

《便秘》足浴配方

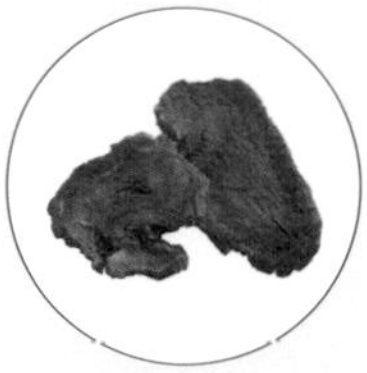

大黃 30 克

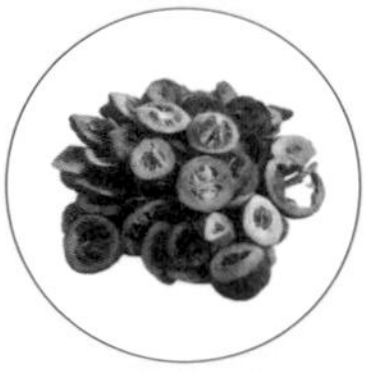

枳實 30 克

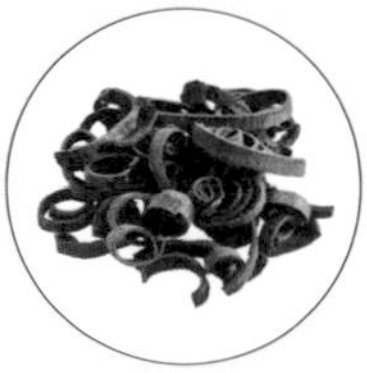

厚朴 30 克

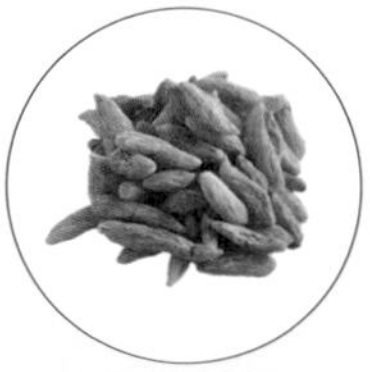

麥門冬 30g

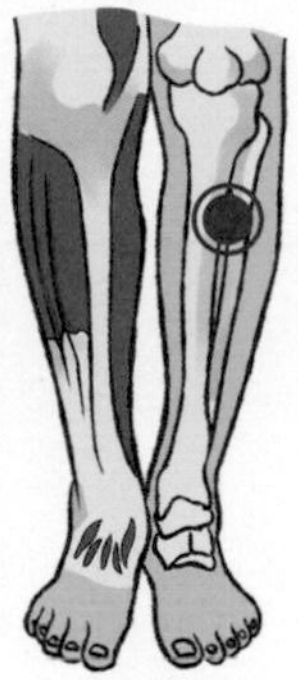

【足三里穴】

位於小腿外側，膝蓋下三寸。簡單的取穴法是以膝外眼處下量四橫指，小指下緣與脛骨前緣附近肌肉最豐厚處的交會處。

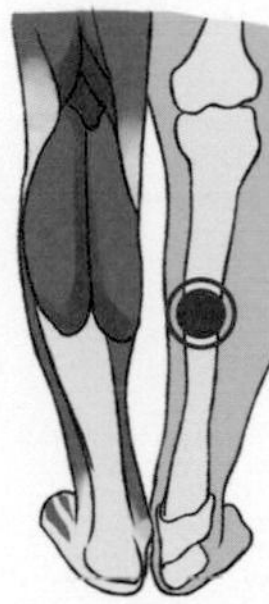

【承山穴】

位於小腿肚的正下方，在腓腸肌內、外的人字形交會中間。

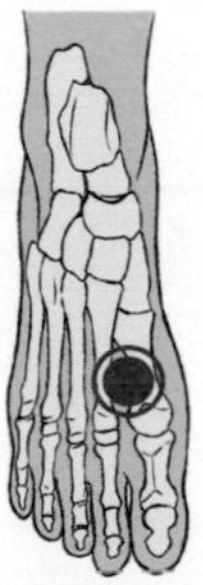

【太衝穴】

位於足背，從大拇趾和第二趾的指縫向足背推按，按到兩骨間交會的凹陷處。

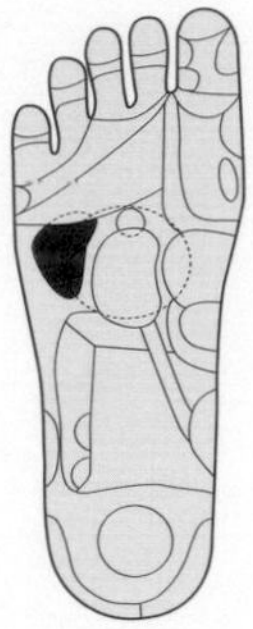

【肝臟反射區】

位於右腳四、五趾後方的肌肉突起後。

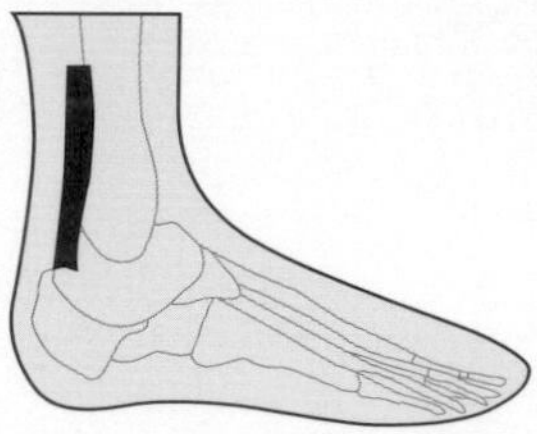

【直腸反射區】

位於雙腳小腿內側，脛骨後方與內踝向上延伸約四橫指寬之間的長形區域。

✦ 氣血津液不足所造成的氣秘及虛秘型

由於氣血津液不足所造成的氣秘及虛秘，則多見於老年人或久病患者，他們的腸道因為缺乏氣血津液等營養物質而蠕動較慢，進而導致便秘的發生。

《便秘》足浴配方

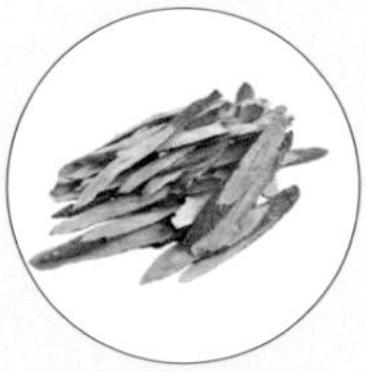

黃耆 30 克

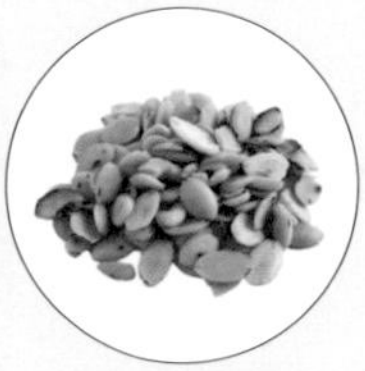

桃仁 30 克

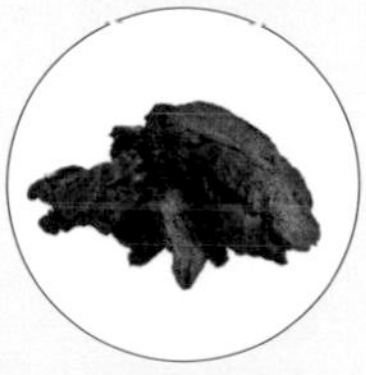

肉蓯蓉 30 克

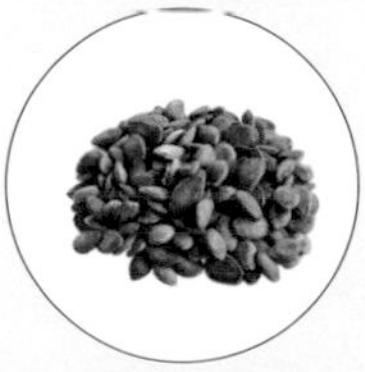

栝樓仁 30 克

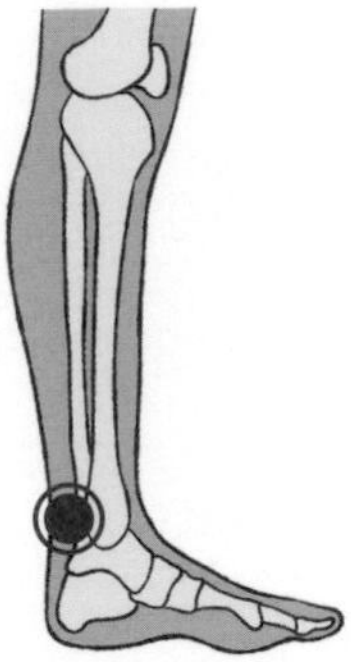

【太谿穴】

位於足內踝後方的凹陷處，是內踝尖和阿基里斯腱連線的中點。

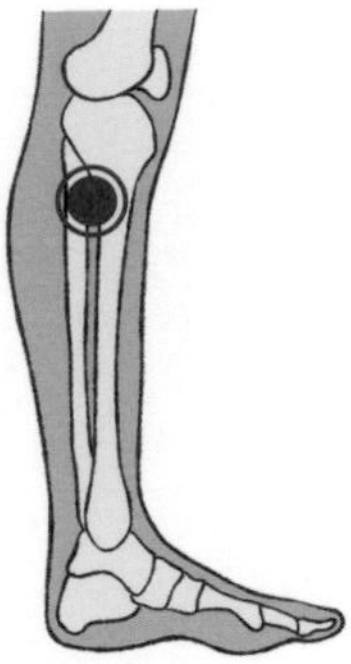

【陰陵泉穴】

位於膝蓋髕骨內側與脛骨後緣的交會點。取穴時，沿著小腿內側脛骨的後緣向上推，按到膝蓋下方時會有一個明顯的凹陷處。

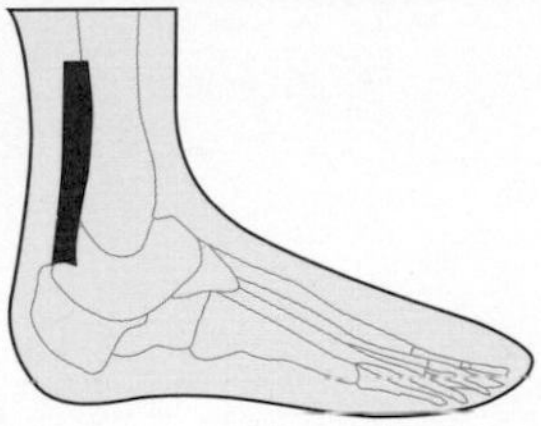

【直腸反射區】

位於雙腳小腿內側，脛骨後方與內踝向上延伸約四橫指寬之間的長形區域。

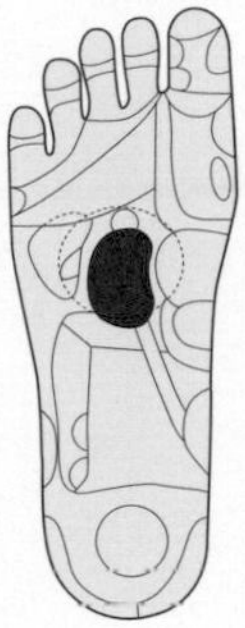

【腎臟反射區】

位在雙腳腳板彎曲時，產生的人字線後方區域。

06 工作壓力大

壓力是什麼？壓力就是日常生活中，身體與心理所承受的消耗或負荷都可以稱之為壓力，可以是來自個人內在或外界環境的刺激，也可以是無法解決刺激時的反應，或是一段心情調適的過程。常見的壓力來源包括：工作、人際關係、居住條件、個人能力與期待、健康因素，甚至連政局不穩或社會經濟情況都有機會成為壓力的來源。

感受到壓力並非都是壞事，人類的進步通常是由於壓力的刺激，進而被開發出潛能。但過大的壓力容易造成人體內各器官的機能超出負荷，影響身體的修復與免疫能力。當發現自己變得容易出現暴躁、易怒、沮喪等不良情緒時，或身體出現容易疲勞、不明原因的腹瀉或便秘、胃痛、肌肉僵硬、暴飲暴食或缺乏食慾等症狀，便是人體所發出的警訊。長期的高度壓力下，容易增加罹患高血壓、心血管疾病、中風、胃潰瘍、腸躁症的風險，為了釋放多餘的壓力，規律的生活習慣，適時安排休閒活動，增加社交活動與朋友交流都是不錯的選擇。除此之外，足浴也可以成為放鬆的選項之一。

眾所皆知，單單依靠熱水泡腳便能有效地放鬆肌肉、舒緩情緒，再利用鉤藤、柴胡、木香等疏理肝鬱，利用梔子來清熱除煩，還有利用當歸等來補益精血，效果將會更加明顯。

《工作壓力大》足浴配方

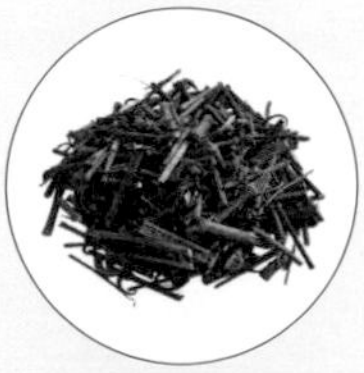

鉤藤 30 克

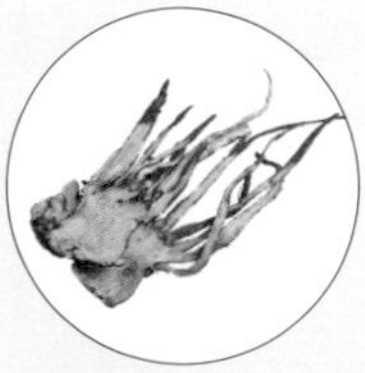

當歸 30 克

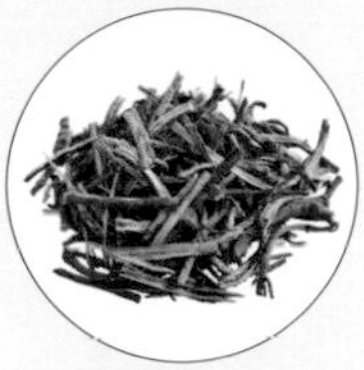

柴胡 30 克

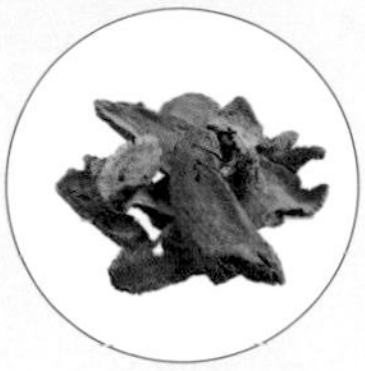

木香 30 克

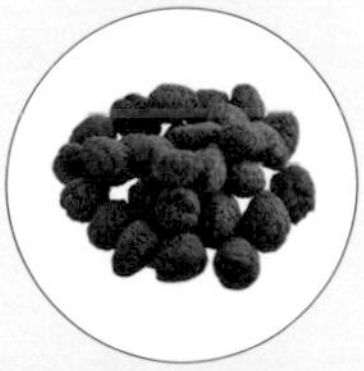

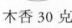

炒梔子 30 克

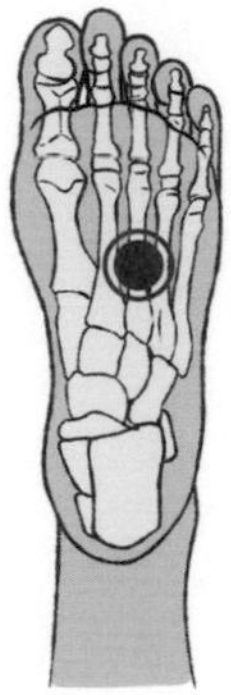

【湧泉穴】

位於腳板，在第二、三趾趾縫與腳跟連線的前三分之一凹陷處。另一個取穴方法，則是找尋腳板人字縫的交叉點。

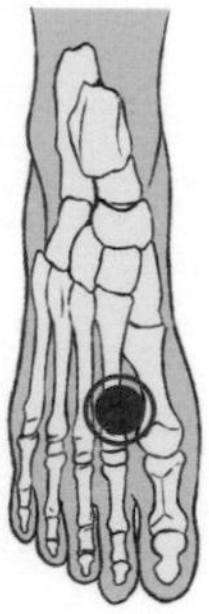

【太衝穴】

位於足背，從大拇趾和第二趾的指縫向足背推按，按到兩骨間交會的凹陷處。

《工作壓力大》反射區按摩

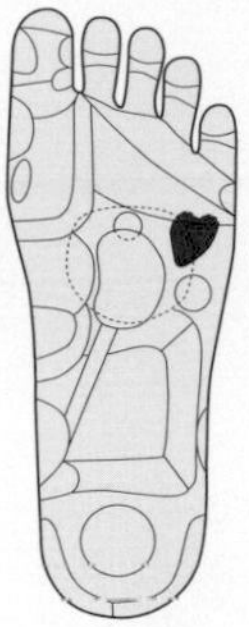

【心反射區】

位於左腳四、五趾後方的肌肉突起後。

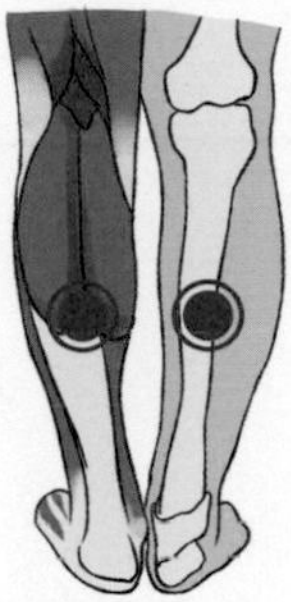

【承山穴】

位於小腿肚的正下方，在腓腸肌內、外的人字形交會中間。

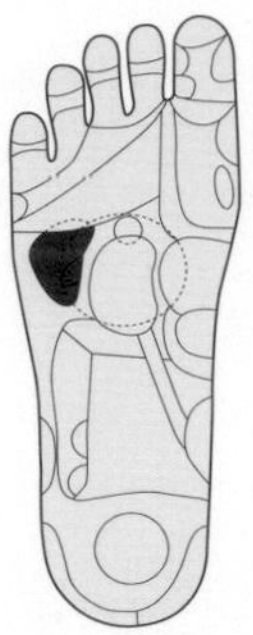

【肝臟反射區】

位右腳四、五趾後方的肌肉突起後。

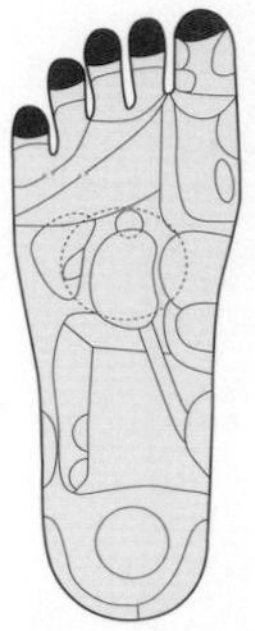

【額竇反射區】

位於雙腳五根腳趾的趾尖。

此外，利用常見的果醋進行足浴，也可以達到放鬆精神的效果。果醋有增進血液循環的功能，可以加速代謝廢物、改善睡眠品質。也可以藉由搓揉小腿肌肉，或是敲打承山穴的方式來達到相同的效果。

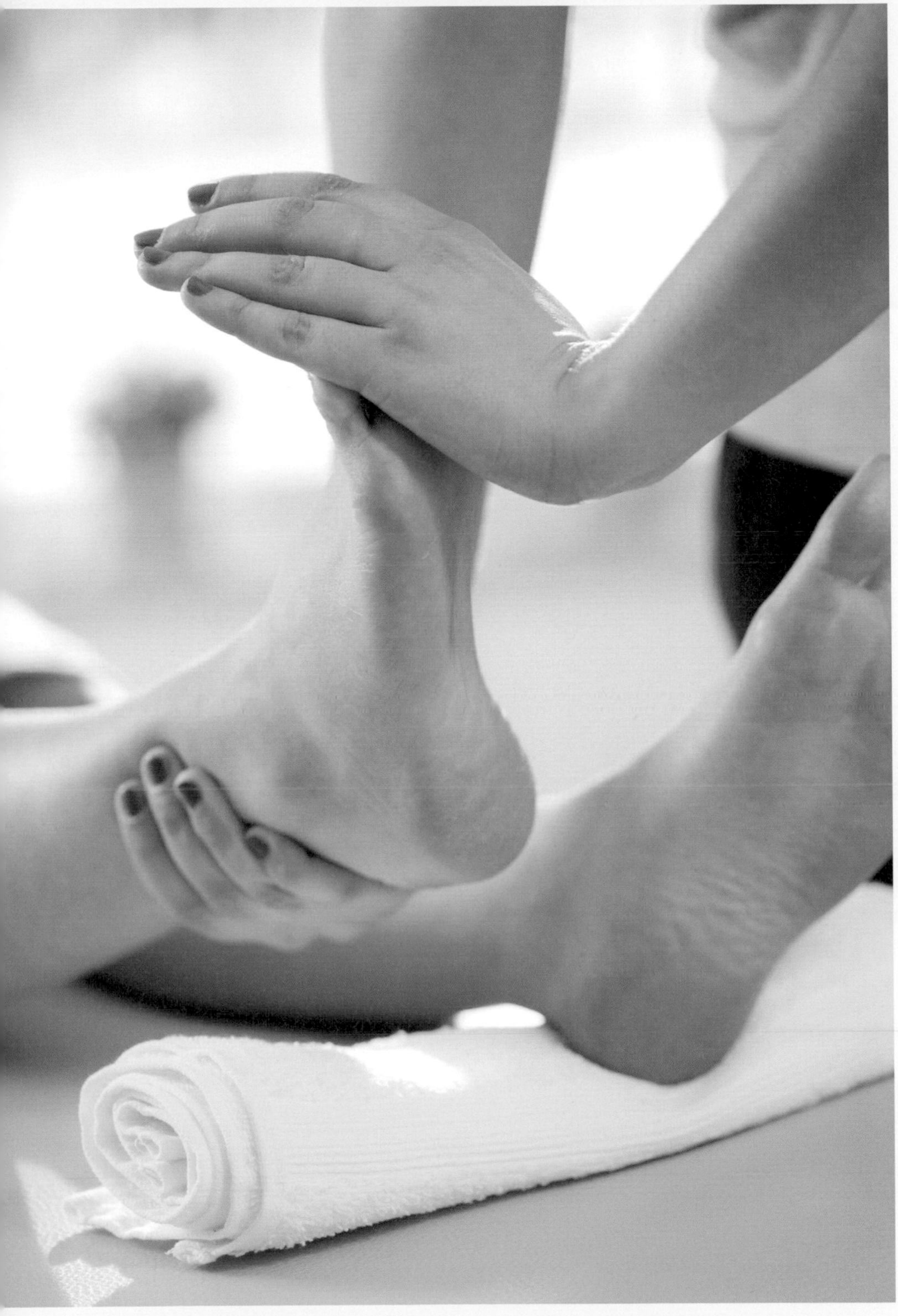

07

經期不適症

女人大概有半輩子的時間，每個月定時和經期搏鬥。經期不適的症狀除了頭暈、體力下降、食慾不振以外，最讓人頭痛的莫過於經痛了。根據統計，超過一半的女性在一生中有過經痛的問題，若要形容經痛的感覺，大概可以比擬生產初期的陣痛。最常見的經痛形式是間接性的劇烈疼痛與腹部痙攣，也有人是長時間的悶痛，位置多見於下腹與恥骨之間。疼痛發作的時間多半在經期前一至二天，並在經期開始後三天左右逐漸消退。

經痛主要可以分為「原發性經痛」與「繼發性經痛」兩種。「繼發性經痛」是由於周邊器官的病變，例如：骨盆腔發炎、子宮內膜異位等等，這類型的經痛須交由婦產科醫師做進一步的檢查。但若經由檢查後發現是「原發性經痛」

這種沒有明確病因所造成的經期下腹疼痛，則是中醫的強項了。

中醫認為，經痛與沖脈和任脈相關，如果這兩條經絡的脈經受阻，便會導致子宮的氣血不暢，進而造成痛經。古語有云：「不通則痛。」所以我們可以利用足浴來溫暖下腹，增加氣血循環，減少經期的不適症狀。

《經期不適症》足浴配方

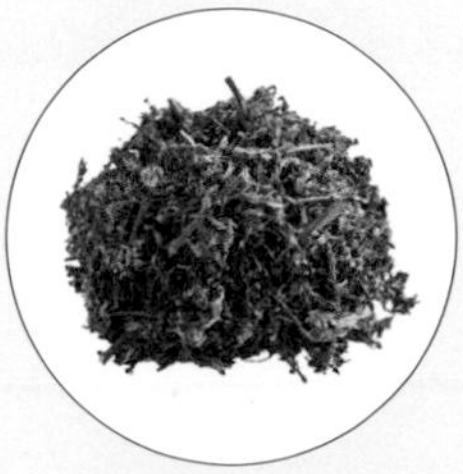

艾葉 60 克

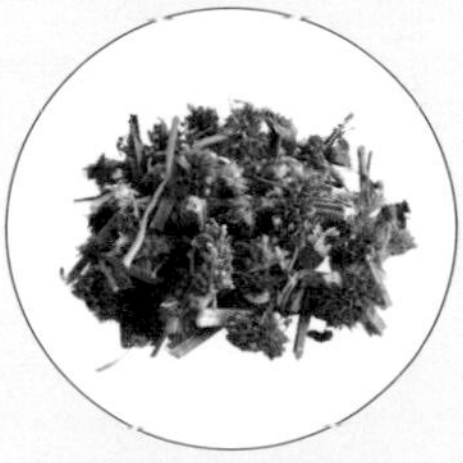

益母草 30 克

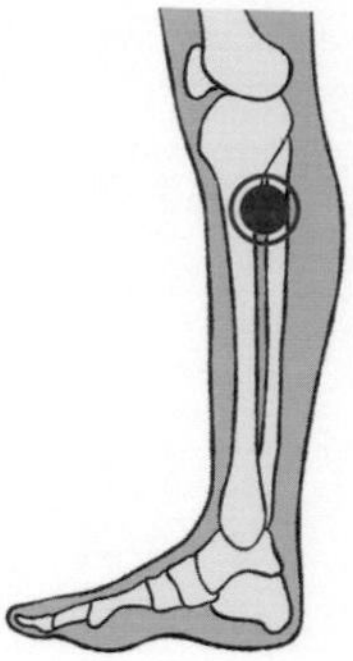

【陰陵泉穴】

位於膝蓋髕骨內側與脛骨後緣的交會點。取穴時，沿著小腿內側脛骨的後緣向上推，按到膝蓋下方時會有一個明顯的凹陷處。

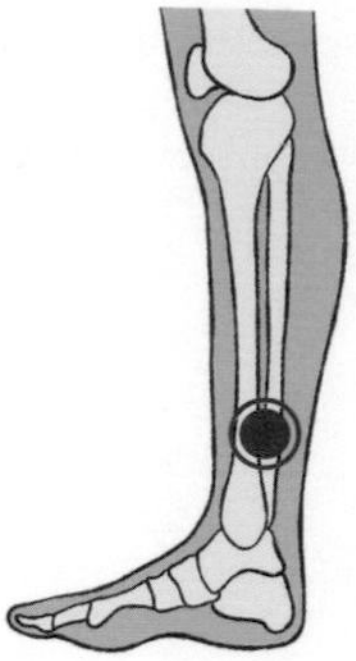

【三陰交穴】

位於小腿內側，內踝上三寸。一般來說，我們可將四指併攏，小指下緣放在內踝尖的上方，食指上緣與脛骨後緣的交會點就是三陰交了。

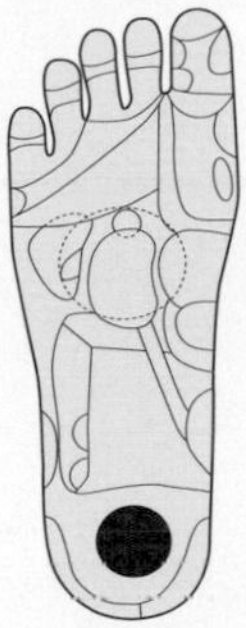

【生殖腺反射區】

位於雙腳足跟的中心。

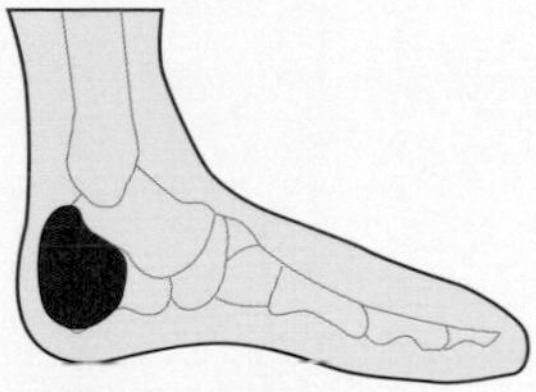

【子宮與前列腺反射區】

位於雙腳腳踝內側，內踝尖端與阿基里斯腱之間的凹陷處。

08

增強免疫力

「增強免疫力」可以算是搜尋網站上數一數二熱門的關鍵字，但免疫力究竟是什麼？免疫力可以說是人體免疫系統功能的統稱，在體內的功能不外乎是防禦、偵測外來的入侵者，諸如：細菌、病毒、過敏原等等，當免疫系統出現問題，人體健康必然也會亮起紅燈。

但現代人由於事務繁忙，而且凡事要求效率的情形下，無論是飲食習慣、生理時鐘、運動等常常都違背自然規律，例如進食不規律、常常暴飲暴食、運動時間減少、工作壓力大、長期睡眠不足等等，很容易造成免疫力失去平衡。根據統計，台灣屬於感冒人口偏多的國家，這也是免疫力逐漸下滑的例證之一。

影響免疫力的因素，除了基因以外，最主要的就是性別以及生活習慣。女性的免疫力通常低於男性，所以很多先天性免疫疾病，例如風濕性關節炎、紅斑性狼瘡等流行病學上的患者都以女性偏多。排除性別因素，改善生活習慣便可以明顯地提升免疫力，平常多食用蔬菜水果、穀類、豆類等避免二次加工的食物，規律的適度運動，維持正常的睡眠，就可以讓免疫系統處在最佳狀態。

除此之外，我們也可以利用足浴來增加免疫力，當人體出現免疫力下降的情形，中醫認為這樣的狀況與「氣」和「虛」兩者息息相關。

✦ 調氣型

「百病皆生於氣」，「氣」是負責身體多項功能的能量載體，若「氣」流通不暢，身體機能便會下降。所以通過「調氣」的方式來疏通氣瘀，便可加強人體的免疫力。

《增強免疫力》足浴配方

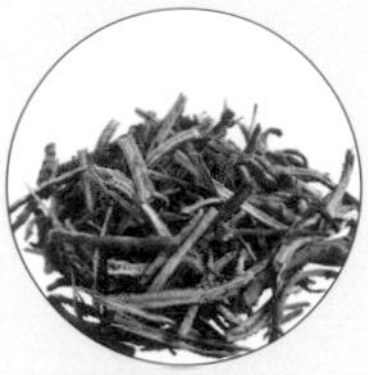
柴胡 30 克

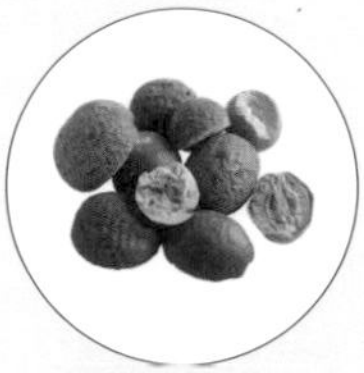
川楝子 30 克

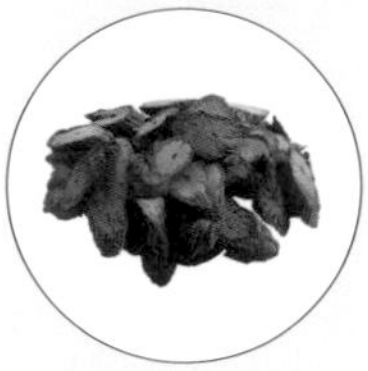
夜交藤 30 克

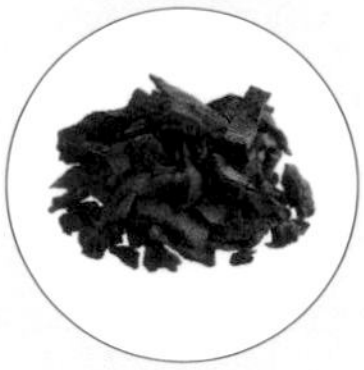
陳皮 30 克

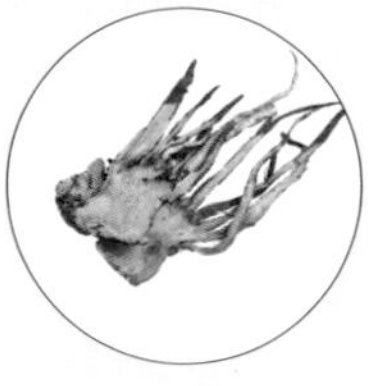
當歸 30 克

《增強免疫力》反射區按摩

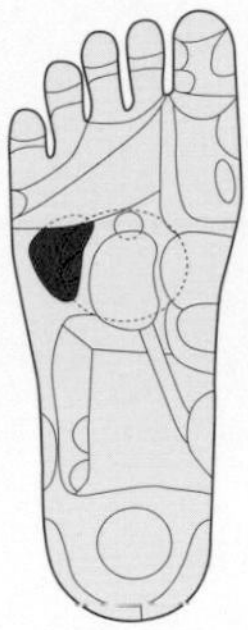

【肝臟反射區】

位右腳四、五趾後方的肌肉突起後。

《增強免疫力》穴道按摩

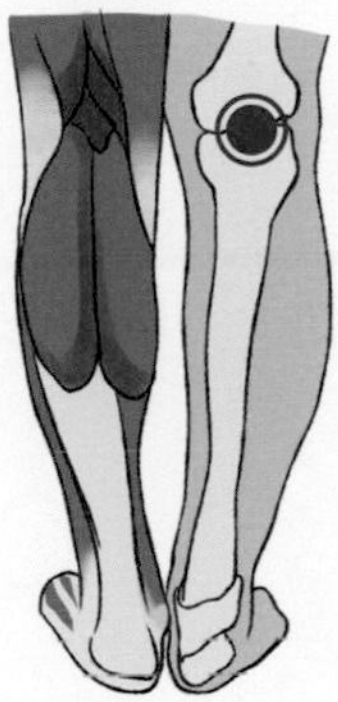

【委中穴】

位於膝蓋膕窩、膕橫紋的中點。取穴時我們可以屈膝或坐下，摸到膝蓋後方會有兩條大筋，大筋的中間即是委中穴。

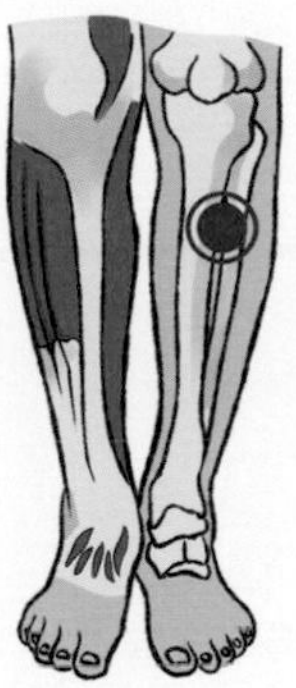

【足三里穴】

位於小腿外側，膝蓋下三寸。簡單的取穴法是以膝外眼處下量四橫指，小指下緣與脛骨前緣附近肌肉最豐厚處的交會處。

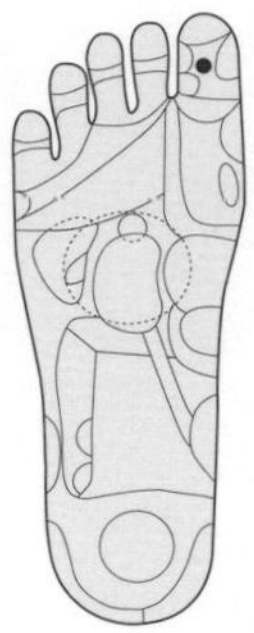

【腦垂體反射區】

位於雙腳大拇趾趾腹的中心點。

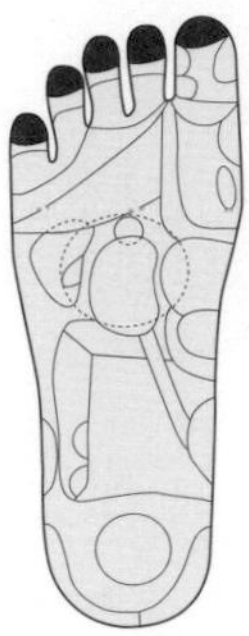

【額竇反射區】

位於雙腳五根腳趾的趾尖。

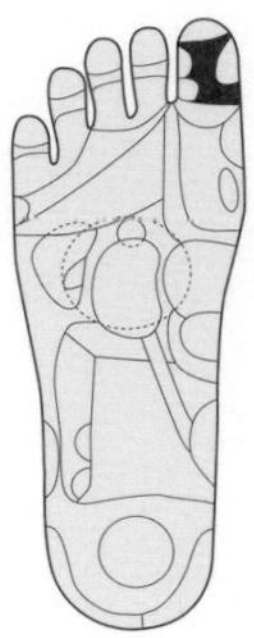

【大腦反射區】

位於雙腳大拇趾趾腹。

✦ 調虛型

在「虛」的方面，虛可以分成「表虛」和「裡虛」兩個部分。「表虛」指的是人體的衛氣不固，也就是體表的防禦功能減弱了，外部的邪氣便會輕易的影響人體，人就會變得容易感冒。而「裡虛」就是體內臟器變得虛弱，只要有一點點的外邪，身體的反應就會很大，不適症狀相對於其他人來說更為明顯。故我們可以利用足浴來滋補臟器，藉此提高免疫力，促進身體健康。

《增強免疫力》足浴配方

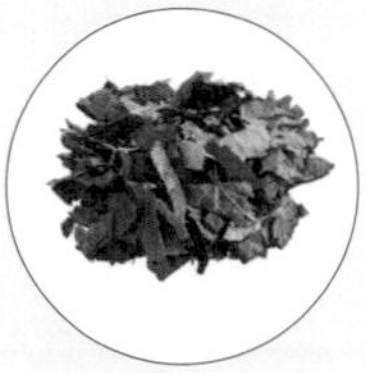

淫羊藿 30 克

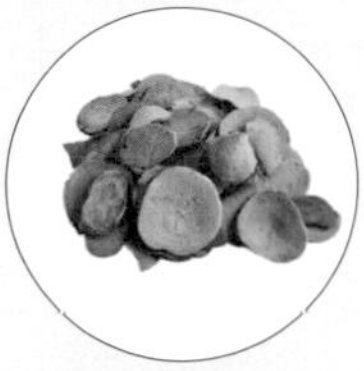

白芍 30 克

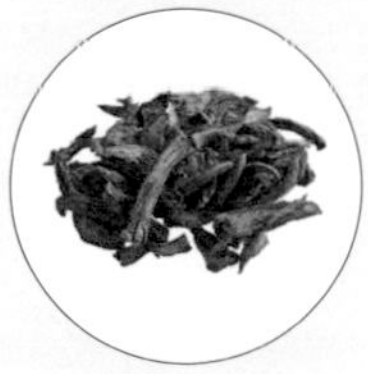

丹參 30 克

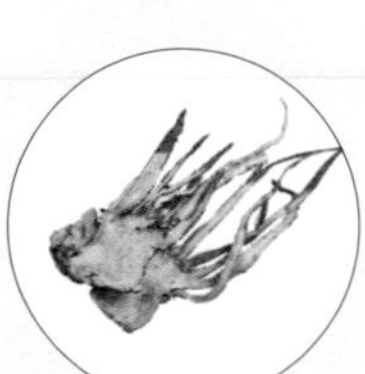

當歸 60 克

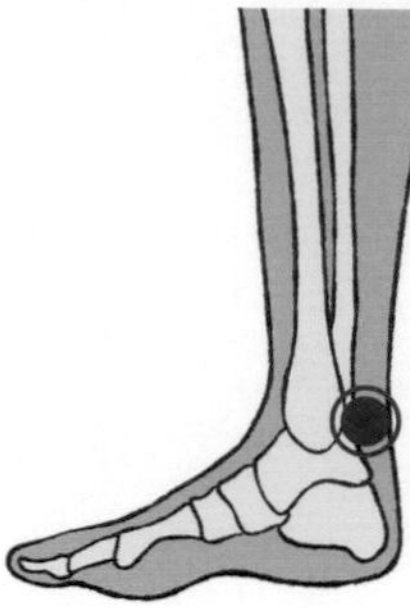

【太谿穴】

位於足內踝後方的凹陷處，是內踝尖和阿基里斯腱連線的中點。

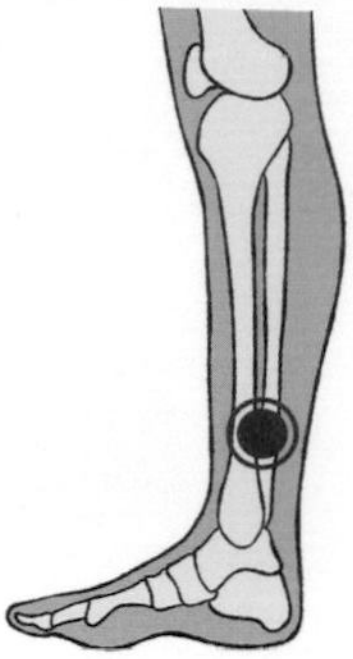

【三陰交穴】

位於小腿內側，內踝上三寸。一般來說，我們可將四指併攏，小指下緣放在內踝尖的上方，食指上緣與脛骨後緣的交會點就是三陰交了。

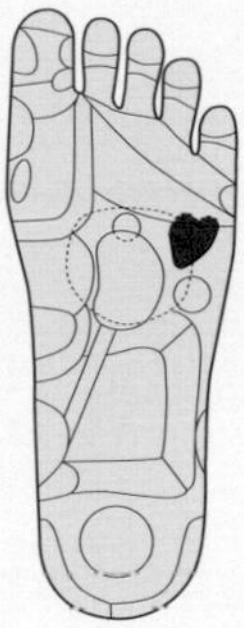

【心反射區】

位於左腳四、五趾後方的肌肉突起後。

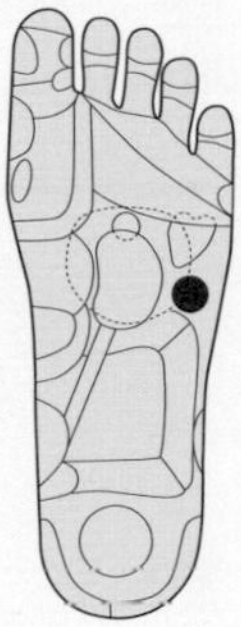

【脾反射區】

位於左腳四、五趾後方的肌肉突起後，接近腳板二分之一處。

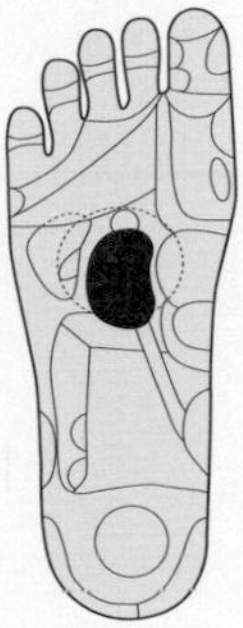

【腎臟反射區】

位在雙腳腳板彎曲時，產生的人字線後方區域。

09

減肥

肥胖可以說是近代新興的文明病之一，由於經濟繁榮、生活環境變好，再加上工作習慣的改變，肥胖人口與日俱增。根據衛生署一〇二至一〇五年「國民營養健康狀況變遷調查」統計顯示，台灣成人過重及肥胖盛行率為四五．四％，位居亞洲之冠，也就是大約每兩位成人中便有一人屬於肥胖人口。

為什麼肥胖這麼可怕？除了大多數人認為影響美觀以外，更重要的是肥胖與許多疾病都密切相關。根據世界衛生組織的資料顯示，比起一般人，肥胖者更容易患有三高、心血管疾病、呼吸困難、痛風、內分泌異常，甚至連罹癌的可能性都會增加。同時，肥胖也會造成免疫機能下滑。研究指出肥胖者體內的胰島素與脂肪酸都比一般人高出許多，過多的胰島素和脂肪酸會造成白血球功能降低，所以幾次大型的流行感冒，胖子的感染狀況都比一般人來得嚴重許多。

造成肥胖的原因有很多，僅有一％的肥胖是因藥物、內分泌失調、代謝障礙、下視丘疾病或遺傳因素所造成的「續發性肥胖」，大部分造成肥胖的原因多半與生活習慣息息相關。另外，有越來越的研究支持壓力與肥胖有相關，知名研究期刊《Nature》提及，生物在遭受壓力後會影響到內分泌，進而造成食慾增加、脂肪累積等情形，尤其在腹部更為明顯。

所以，健康飲食、拒絕垃圾食物、維持良好的生活習慣並規律運動，都是減少肥胖的好方法。而中醫認為，肥胖是由於「氣虛」和「痰濕」所引起的，其中「痰濕」為標，「氣虛」為本。

✦ 痰濕型肥胖

「痰濕」使許多肥胖者表現出來的外在表徵是四肢肌肉看起來鬆鬆垮垮的，且常常有水腫及面目浮腫的情形，甚至有時會有大便濕黏、排便不暢的症狀，此時我們可以利用足浴來去除痰濕，讓身體看起來不再浮腫。

《減肥》足浴配方

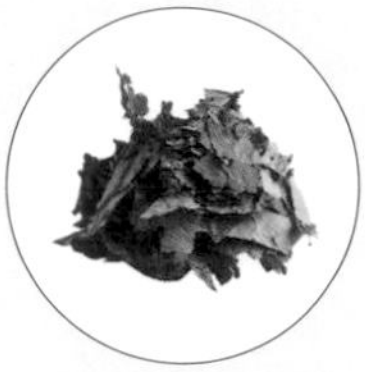
荷葉 30 克

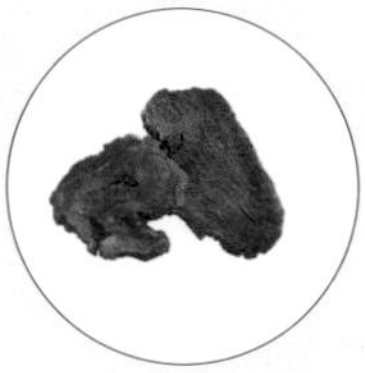
大黃 30 克

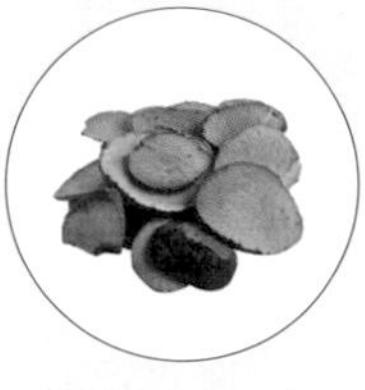
澤瀉 30 克

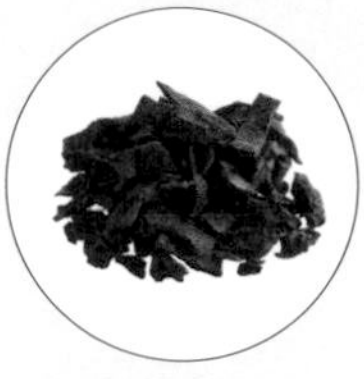
陳皮 30 克

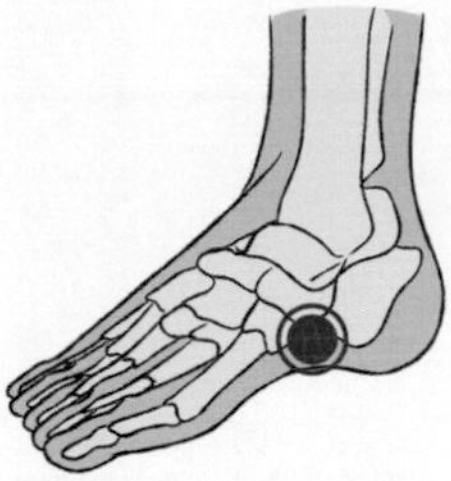

【然谷穴】

位在腳部內踝的前方，用手觸摸內踝高處後，往前再摸到一塊高起的舟狀骨，穴道就位於骨頭的前下方赤白肉際處。

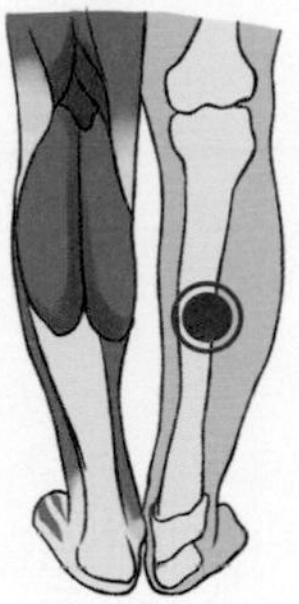

【承山穴】

位於小腿肚的正下方，在腓腸肌內、外的人字形交會中間。

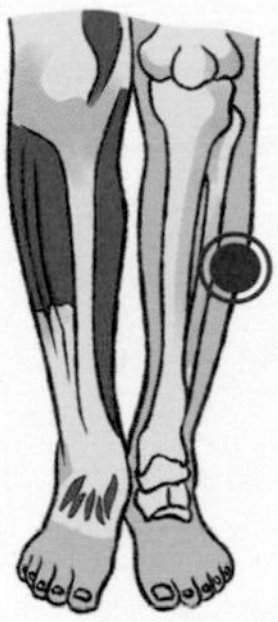

【豐隆穴】

位於外踝骨與脛骨頭連線的中點，在脛骨前緣旁開兩拇指寬處。

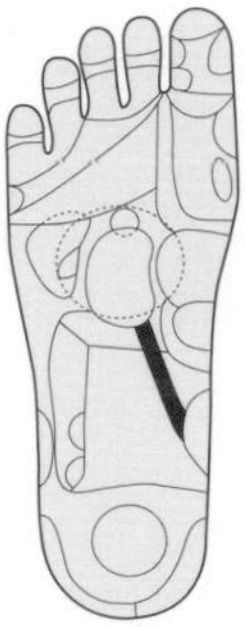

【輸尿管反射區】

是一條斜直線，是足弓底部與腳板中線的三分之一處之連線。

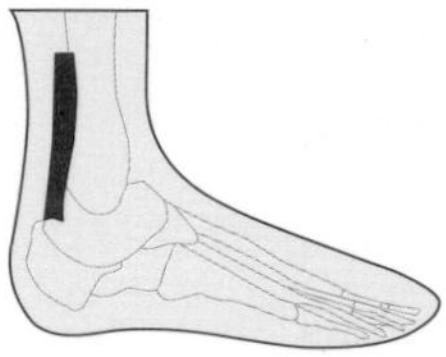

【直腸反射區】

位於雙腳小腿內側，脛骨後方與內踝向上延伸約四橫指寬之間的長形區域。

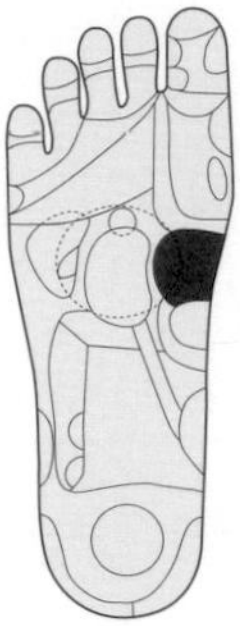

【胃反射區】

位於雙腳拇趾後方骨頭突起之後。

✦ 氣虛型肥胖

一味的去除「痰濕」並不能從根源上解決肥胖，根本原因在於「氣虛」。我們常常可以看到肥胖者容易出汗，也不喜歡運動，容易感到疲倦，這都是由於「氣虛」所造成。而「氣虛」也會使身體各臟腑的機能下降，造成新陳代謝速度降低，進而導致肥胖，所以，想要減肥就得從補氣開始，這裡提供一個足療方給大家。足浴雖然不是處理肥胖的主力軍，但是足浴簡單、方便、安全、舒適，可以在家裡進行減肥大計。

《減肥》足浴配方

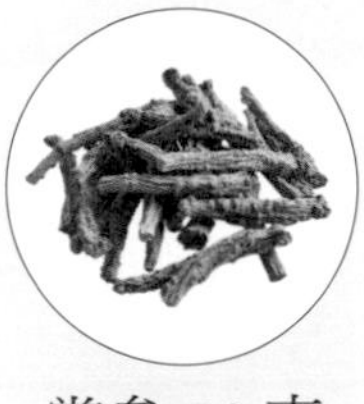

黨參 30 克

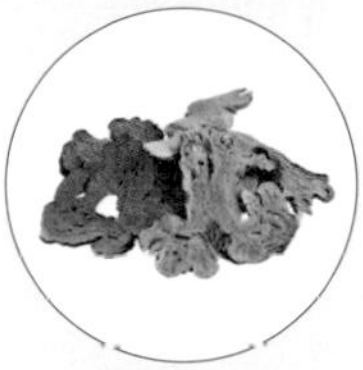

白朮 30 克

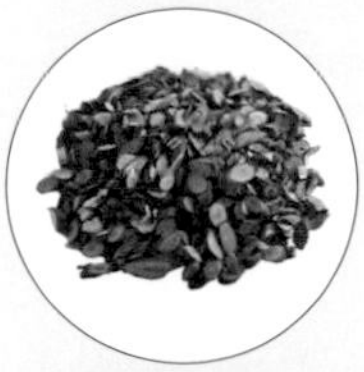

桂枝 30 克

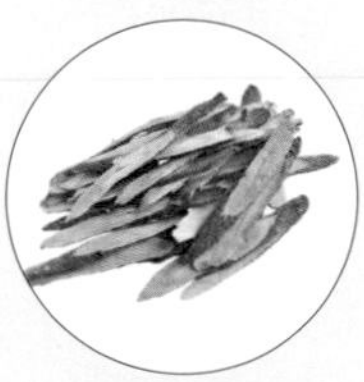

黃耆 30 克

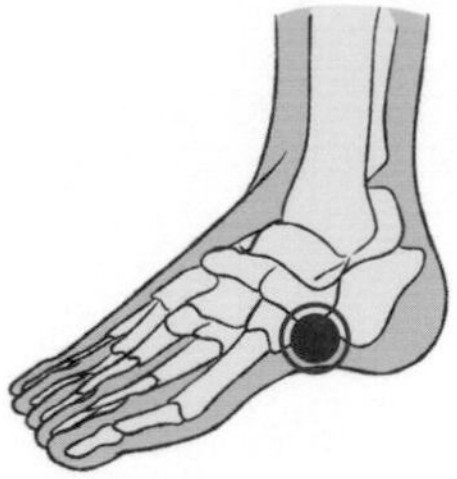

【然谷穴】

位在腳部內踝的前方，用手觸摸內踝高處後，往前再摸到一塊高起的舟狀骨，穴道就位於骨頭的前下方赤白肉際處。

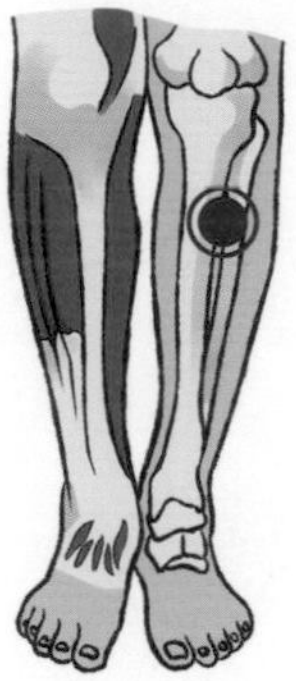

【足三里穴】

位於小腿外側，膝蓋下三寸。簡單的取穴法是以膝外眼處下量四橫指，小指下緣與脛骨前緣附近肌肉最豐厚處的交會處。

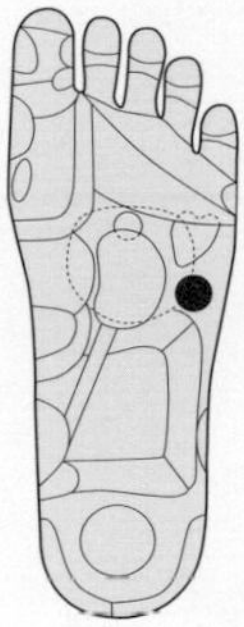

【脾反射區】

位於左腳四、五趾後方的肌肉突起後，接近腳板二分之一處。

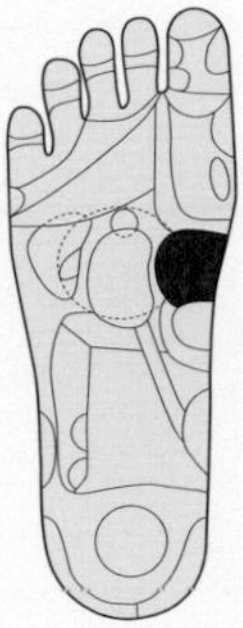

【胃反射區】

位於雙腳拇趾後方骨頭突起之後。

10 頭痛

整個頭部，也就是頸部、脖子以上的疼痛，都稱為「頭痛」。每個人多少都有過頭痛的經驗，根據統計，每年大概有七、八萬人有過頭痛的症狀，但是真正被檢查出患有腦部疾病的人卻只有十人左右，這顯示大多數人的頭痛目前沒有明確的原因。

由於大腦本身並沒有疼痛的接受器，所以造成頭痛的原因，多半是頭部的皮膚、肌肉、血管、五官等對於疼痛所產生的反應。現代人最常見的頭痛是「緊發性頭痛」與「偏頭痛」兩種。「緊發性頭痛」的疼痛部位大多位於太陽穴或後腦，當長期維持同一個姿勢，或是緊張焦慮時就容易發生。而「偏頭痛」則好發於年輕女性，根據網路調查發現，「偏頭痛」在上班族十五種人困擾中名列第四，可見「頭痛」已經是工作繁忙的現代人不得不面對的健康問題。

現代醫學面對這種找不出確切原因的「原發性頭痛」，多半是以止痛藥緩解症狀，並希望患者能夠改變生活習慣，調節心理壓力。而中醫認為頭痛是由於肝氣鬱滯、氣血流通不順暢所導致，除了藉由足浴可以放鬆腿部肌肉、加速體內血液循環以外，利用菊花、桑葉等來梳理體內氣機，亦可減緩頭痛的症狀。

《頭痛》足浴配方

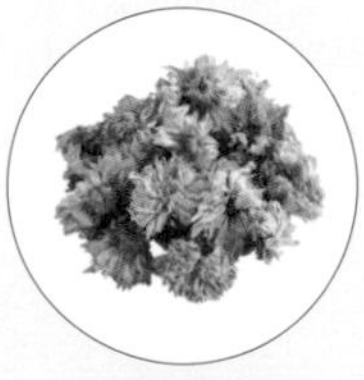

菊花 30 克

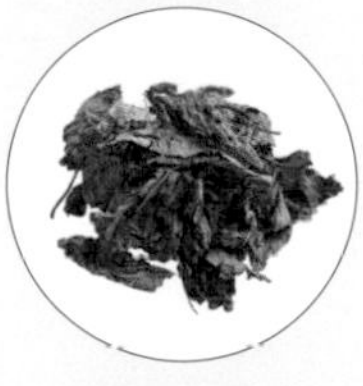

桑葉 30 克

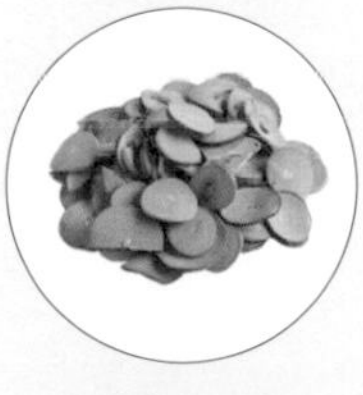

桑枝 30 克

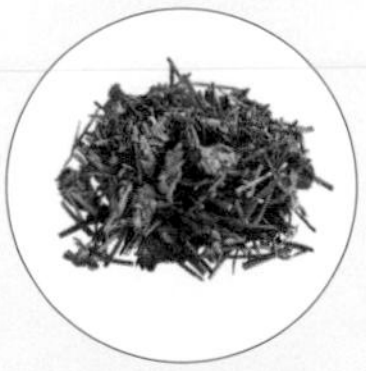

夏枯草 30 克

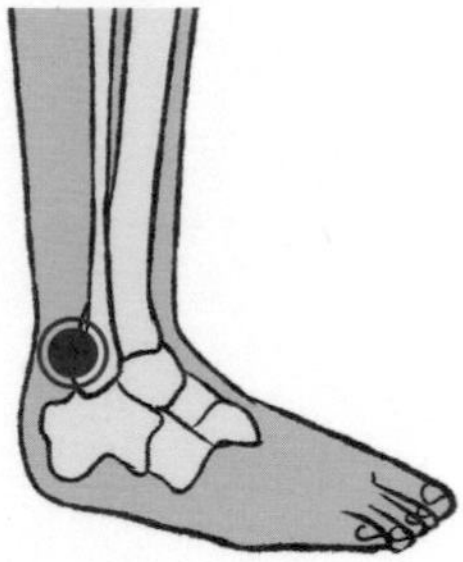

【崑崙穴】

位於足外踝尖與阿基里斯腱的連線中點。

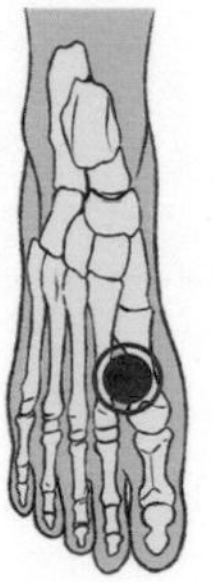

【太衝穴】

位於足背，從大拇趾和第二趾的指縫向足背推按，按到兩骨間交會的凹陷處。

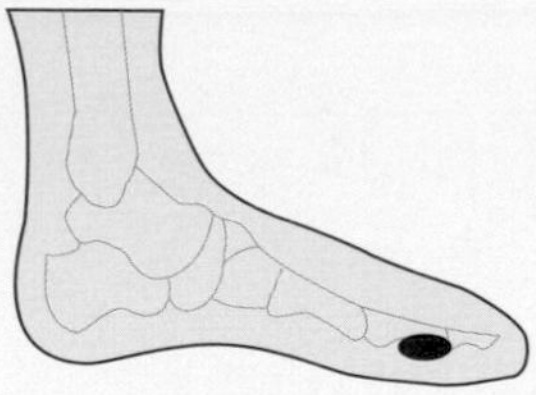

【頸椎反射區】

位於雙腳拇趾靠近腳板之趾節的外側。

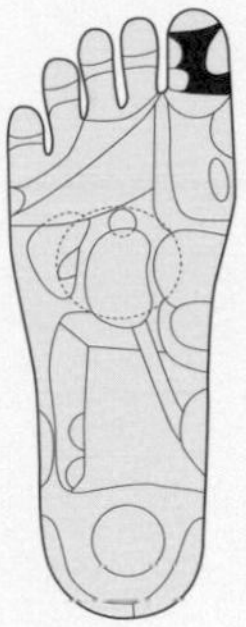

【大腦反射區】

位於雙腳大拇趾趾腹。

第八章

養生就是四季來足浴！

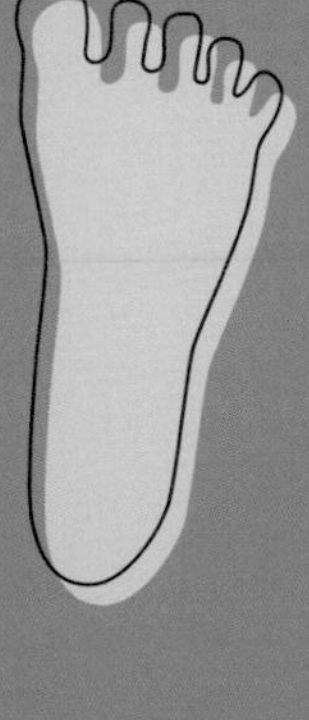

「養生」是現在最流行的話題，由於現在經濟條件逐漸變好，衛生教育普及，大眾對於健康知識獲取便利，故人人都開始重視自己的身體健康，「預防醫學」順勢而起。但其實早在《黃帝內經》的時代，就已經開始有這樣的觀念，「上工治未病」便是中醫最高的期許。

其實《黃帝內經》除了療疾治病以外，也是一本養生的教科書，它提出許多關於生活方式的指導原則，例如不同的季節應該有不同的生活方式和飲食選擇等等，而足浴也是其中一種養生方式。

俗諺說：「春天洗腳，昇陽固脫；夏天洗腳，解暑去濕；秋天洗腳，潤肺養陰；冬天洗腳，溫暖丹田。」中醫所謂的養生，就是按照四季的變化來調節體內的陰陽平衡。以下為四季養生足浴所提供的建議：

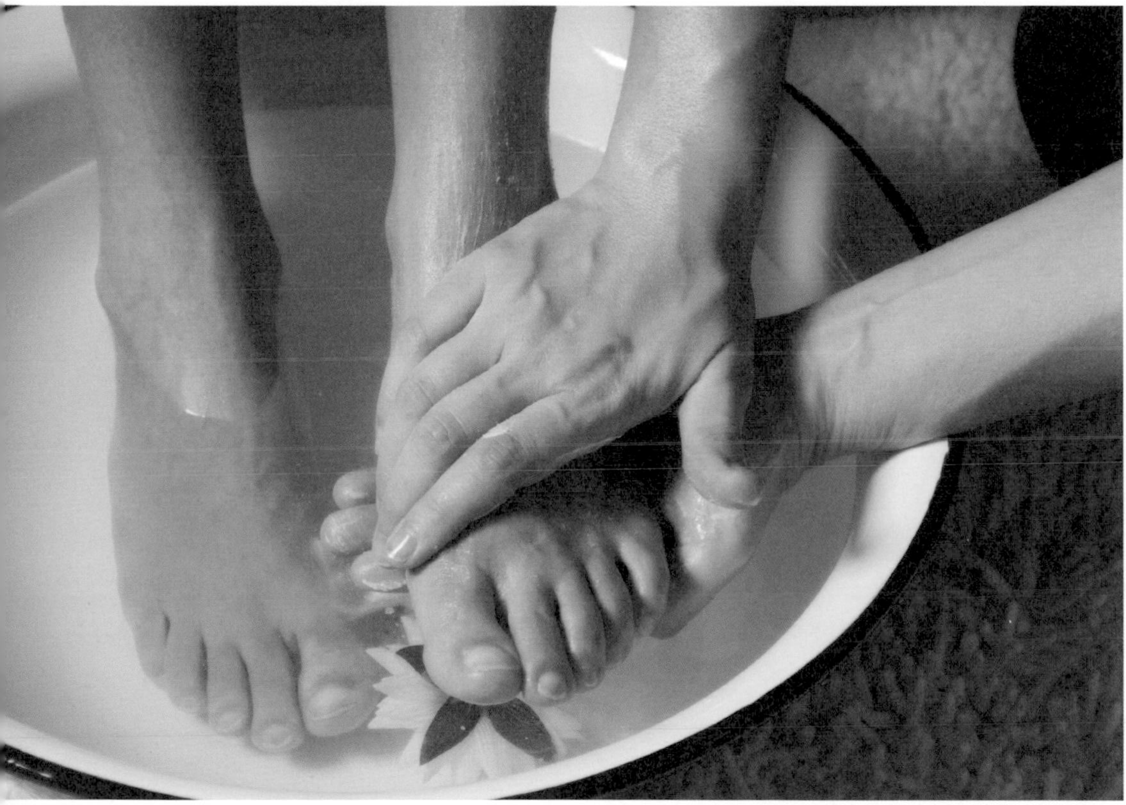

春天洗腳，昇陽固脫

春天是四季之始，是萬物復甦的節氣。《黃帝內經》中有提到：「春三月，此為發陳，天地俱生，萬物以榮。」環境中來自冬季的陰氣逐漸退去，陽氣開始提升，最明顯的徵兆就是白日開始變長，氣溫回暖。此刻，我們也應該順應節氣的變化，掌握「春三月，此為發陳」的養生要點，讓體內的陽氣變得更加旺盛。

讓陽氣旺盛的方法有很多，最簡單的方法就是運動。「夜臥早起，廣步於庭，披髮緩行，以使志生」，《黃帝內經》也強調了春天應該要晚睡早起，起床後可以進行一些舒緩的運動，比如散步、健走等，以達到提升陽氣的目標。

此外，春季適合養肝。除了肝屬木，木有條達、生發之意，與前述提升陽氣的目標不謀而合以外，肝主疏瀉也是一大主因。肝臟可以將冬天時累積在體內的濁物代謝出體外，故我們可以藉由足浴來滋養肝臟，為春季養生增加助力。

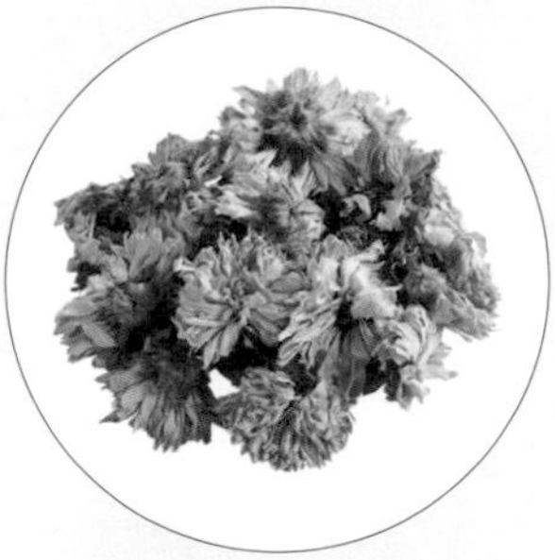

菊花 30 克

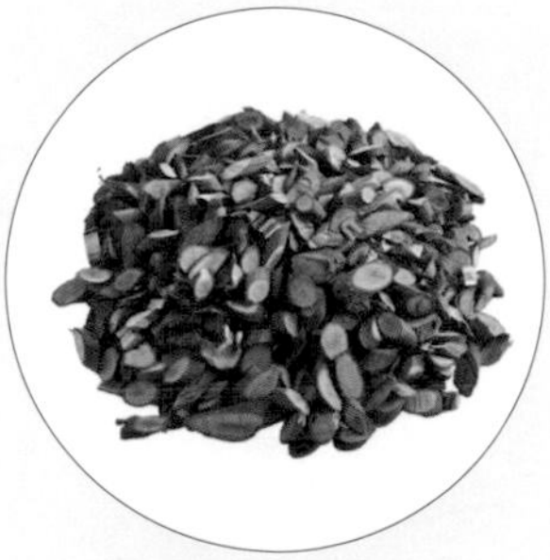

桂枝 30 克

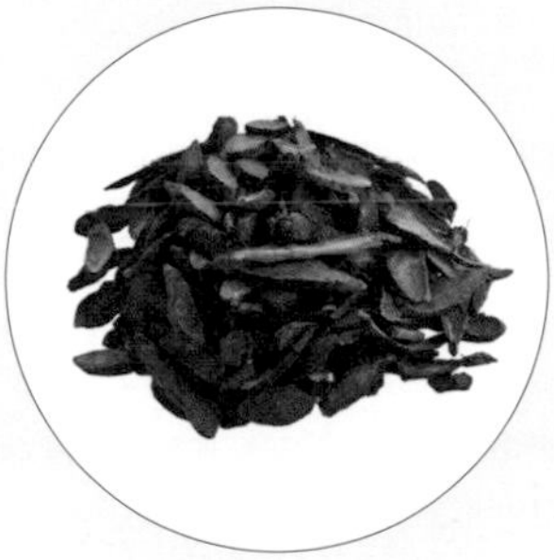

香附 30 克

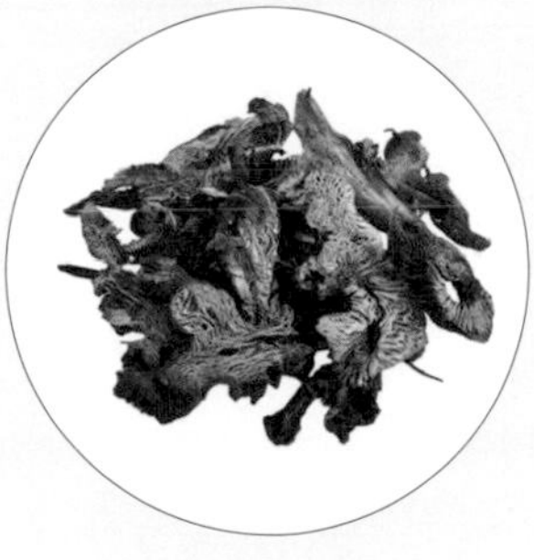

升麻 30 克

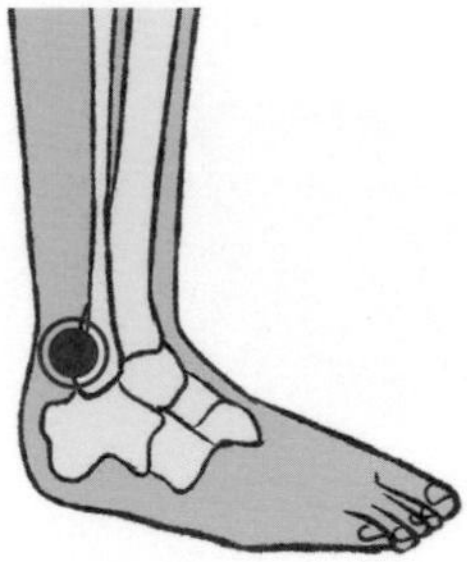

【崑崙穴】

位於腳板，在第二、三趾趾縫與腳跟連線的前三分之一凹陷處。另一個取穴方法，則是找尋腳板人字縫的交叉點。

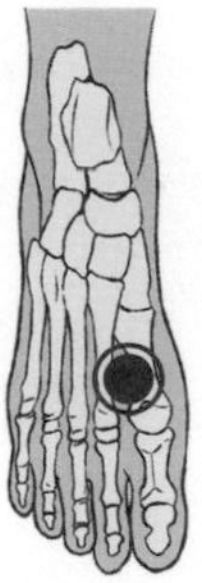

【太衝穴】

位於足背，從大拇趾和第二趾的指縫向足背推按，按到兩骨間交會的凹陷處。

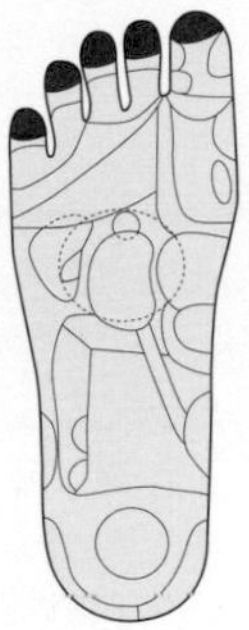

【額竇反射區】

位於雙腳五根腳趾的趾尖。

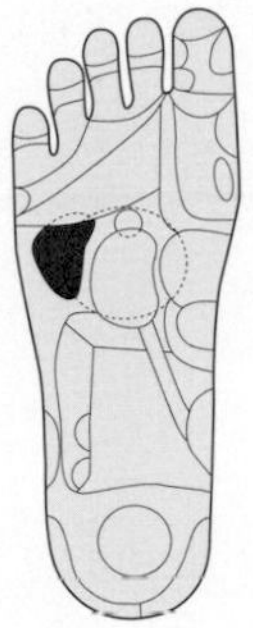

【肝臟反射區】

位於右腳四、五趾後方的肌肉突起後。

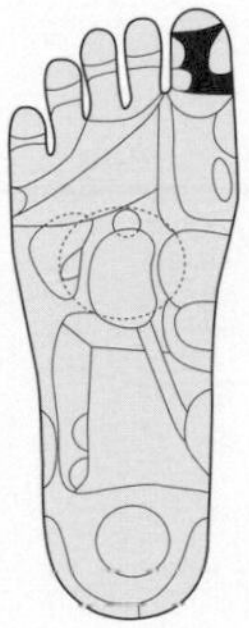

【大腦反射區】

位於雙腳大拇趾趾腹。

夏天洗腳，解暑去濕

明代醫家汪綺石在著作《理虛元鑑》中提到：「夏防暑熱，長夏防濕」，夏季本就以濕氣當令，台灣又是個海島國家，四面環海，濕氣不可謂不重。人的五臟六腑中，脾臟是最怕濕氣的，若過多的濕濁堆積在脾臟，除了會使脾臟本身的功能受到阻礙，無法運化水濕，也會看起來很沒精神、食慾降低。

所以夏天的養生重心就會放在如何去除濕氣，並振奮脾胃的功能。在生活上，應當減少冷飲的攝取，由於過量食用這些寒涼的食物，會影響體內脾胃功能及契機的運行，而且這些寒氣很容易與體內的濕氣混合在一起，導致腹瀉、腹痛、消化不良等情形。而在飲食上，可以多取用涼性、平性的食材，諸如：絲瓜、苦瓜、鮮藕、水梨等，用以清暑化濕。此外，中醫一直以來都有「冬病夏治」的概念，意思是如果在夏天能將身體中的寒濕代謝乾淨，那麼冬天較常出現的疾病，例如過敏性鼻炎等就比較不會發生。除了注意自己的生活起居以外，夏日前往中醫診所進行三伏貼療程，也就是在陽氣最旺的日子，利用白芥子、甘遂、細辛等中藥製成的藥餅，貼在背部大穴以去除寒濕，也是一個不錯的選擇。

而平日在家時，我們也可以用足浴的方式去除體內的濕氣，利用簡單的藥材和按摩手法，亦可達到解濕去暑的效果。

《夏天》足浴配方

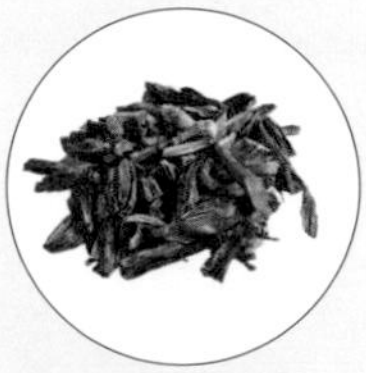

石斛 15 克

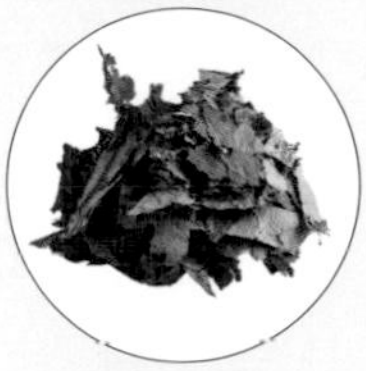

荷葉 30 克

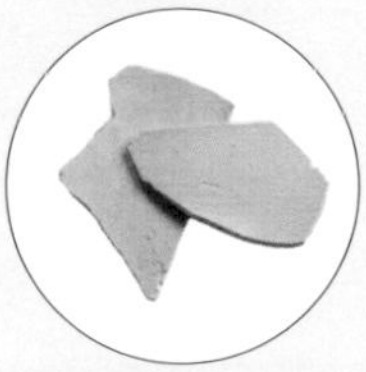

茯苓 30 克

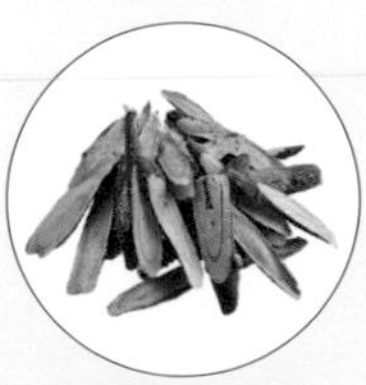

甘草 30 克

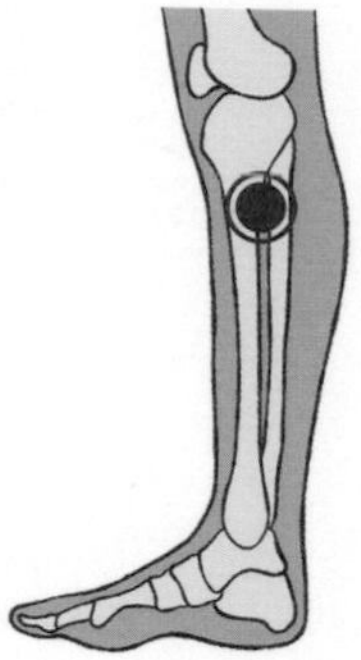

【陰陵泉穴】

位於膝蓋髕骨內側與脛骨後緣的交會點。取穴時，沿著小腿內側脛骨的後緣向上推，按到膝蓋下方時會有一個明顯的凹陷處。

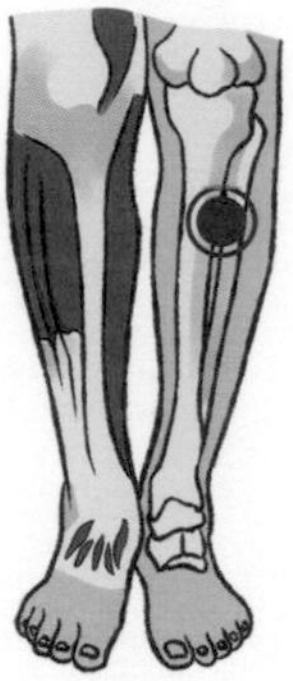

【足三里穴】

位於小腿外側，膝蓋下三寸。簡單的取穴法是以膝外眼處下量四橫指，小指下緣與脛骨前緣附近肌肉最豐厚處的交會處。

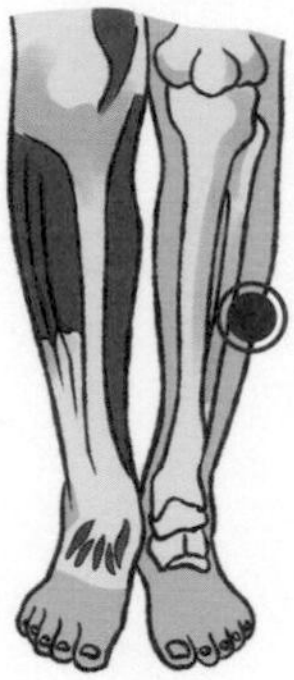

【豐隆穴】

位於外踝骨與脛骨頭連線的中點，在脛骨前緣旁開兩指寬處。

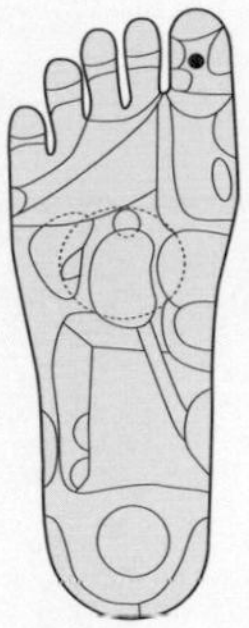

【腦垂體反射區】

位於雙腳大拇趾趾腹的中心點。

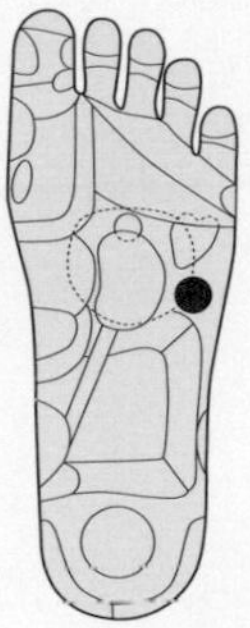

【脾反射區】

位於左腳四、五趾後方的肌肉突起後，接近腳板二分之一處。

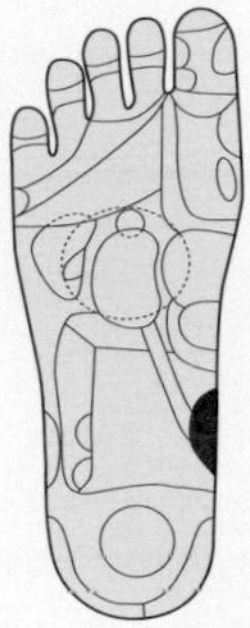

【膀胱反射區】

位於雙腳足底與足內側的交界處，在足內踝的前方。

秋天洗腳，潤肺養陰

四季輪轉到秋天，是萬物開始收斂的時節了，動植物都儲備能量準備過冬，人類也應當如此。所以中醫的養生觀中，人們依照日出日落的規律來生活，秋天的白天慢慢變短、夜晚逐漸變長，故可以提早休息及稍微晚起。當然運動仍是不可少的，但是要注意天氣開始轉涼，適度的保暖是必要的一環。

夏日炎熱逐漸轉為秋天乾爽，若要用一個字來形容秋天，從中醫的觀點看來必定是一個「燥」字。秋季屬燥，易傷肺，容易影響人體的皮膚及呼吸道功能，對於水道的調節也有所影響。所以若秋季損耗了津液卻來不及補足，很容易使人口乾舌燥，或是有皮膚粘膜乾燥脫屑的情形，這時最需要做的就是滋陰潤肺。可以選用白木耳、山藥、海帶、蜂蜜、秋葵等食材來補充損失的津液。此外，也可以利用足浴的方式來改善秋燥所帶來的困擾，達到潤肺養陰的功效。

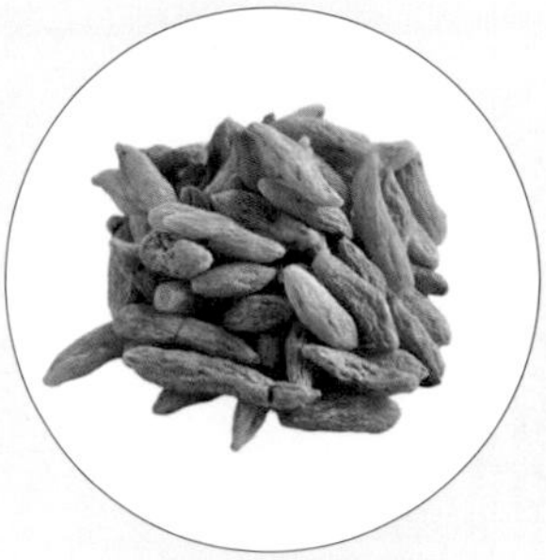

麥冬 30 克

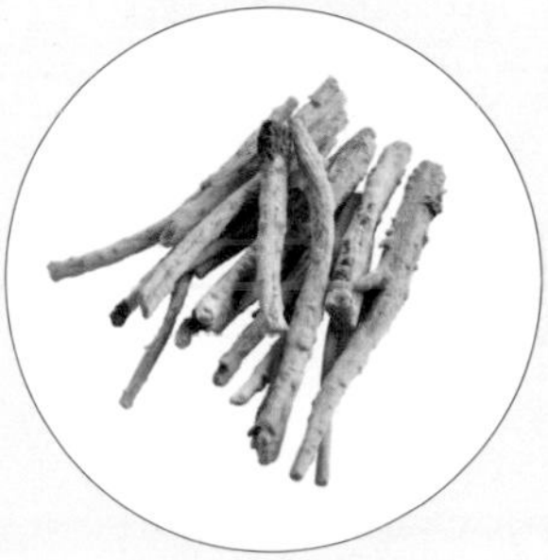

沙參 30 克

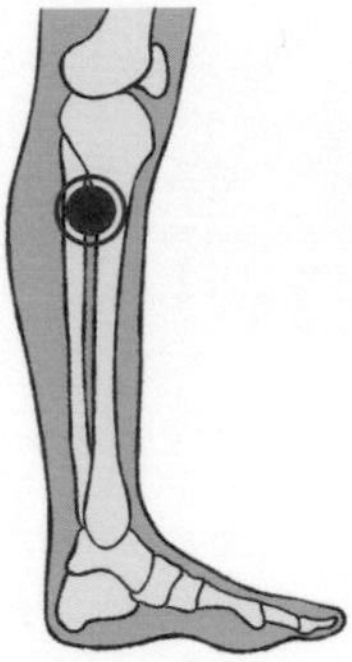

【陰陵泉穴】

位於膝蓋髕骨內側與脛骨後緣的交會點，取穴時，沿著小退內側脛骨的後緣向上推，按到膝蓋下方時會有一個明顯的凹陷處。

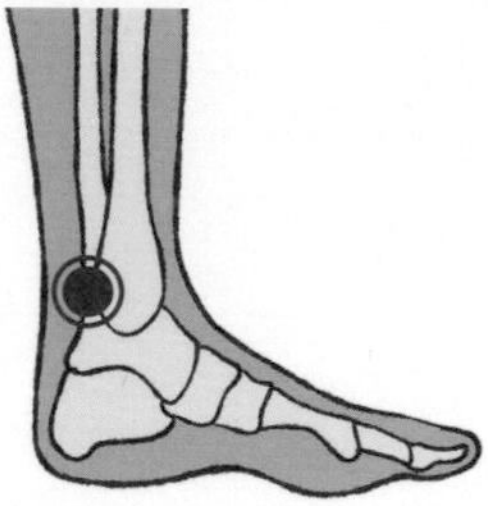

【太谿穴】

位於足內踝後方的凹陷處，是內踝尖和阿基里斯腱連線的中點。

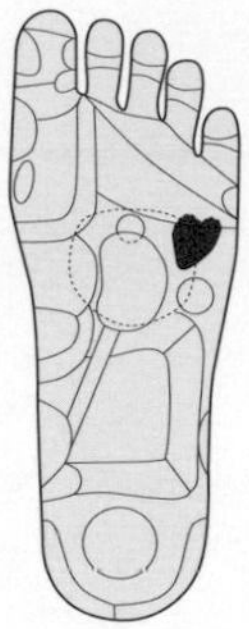

【心反射區】

位於左腳腳板四、五趾後方的肌肉突起後。

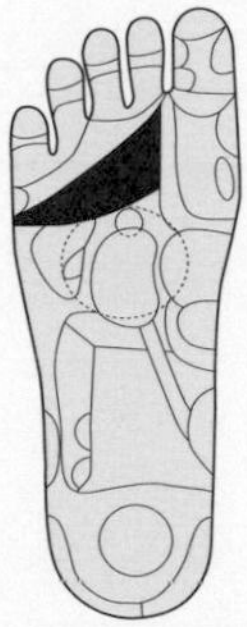

【肺與支氣管反射區】

位於雙腳第二趾至四趾後方橫放一拇指以後的帶狀區域，該區域約一拇指寬。

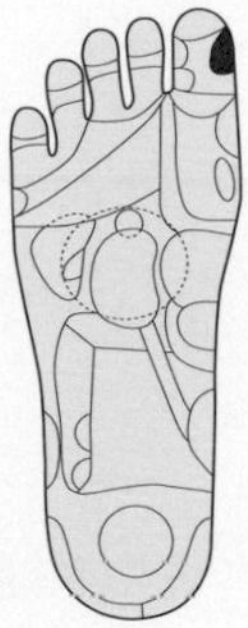

【鼻反射區】

位於雙腳腳趾大拇趾的外側邊。

冬天洗腳，溫暖丹田

「春生、夏長、秋收、冬藏」，是生物依照天地運行的規律及一年四季的節氣變化所衍生出的一套生活法則。冬天給人的第一印象就是寒冷，以中醫的說法，這是萬物收藏的季節，所有的動植物都盡力保持自己的能量不會流失，以期能夠支撐到春日的到來。雖然台灣位處亞熱帶，和日韓等國動輒零下幾度，甚至下雪的冬季相比，可以說較為溫暖，但東北季風所帶來的寒流仍舊不可小覷。保暖，就是冬季養生的第一個步驟。

保暖最需要注意的部位就是丹田。丹田位於下腹，大概位於肚臍的正下方，是女生養胎、男生藏精的所在，也是中醫任、督、衝三脈的起點。常常聽說習武之人要打通任督二脈才可以算成功，雖然說大部分的人都沒有習武，但任督二脈確實是人體非常重要的兩條經絡，而身為兩者起點的丹田，其重要性更是不言而喻了。

冬天也是養腎的季節，可以選用黑木耳、黑豆、黑芝麻、核桃、羊肉等入腎的食材，以期能達到藏陰斂陽的作用。冬令進補也可以為隔年的健康打下基礎，但由於現代人大多營養過剩，很容易上火，所以可以多選用四神湯、四君子湯等平補的藥膳，來代替薑母鴨等熱性較為強烈的藥膳。而在寒冷的冬天裡，泡一桶熱熱的足浴，除了是一種享受，也是溫暖丹田、滋補腎臟的良方。

《冬天》足浴配方

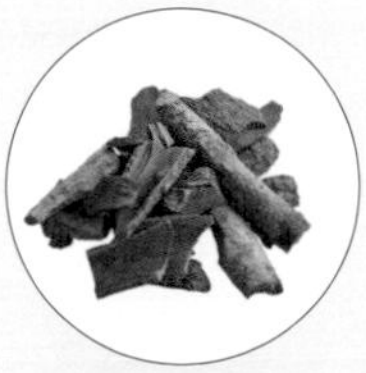

肉桂 30 克

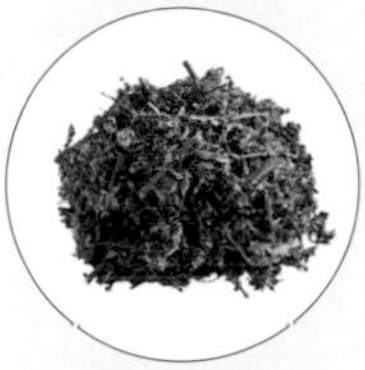

艾葉 30 克

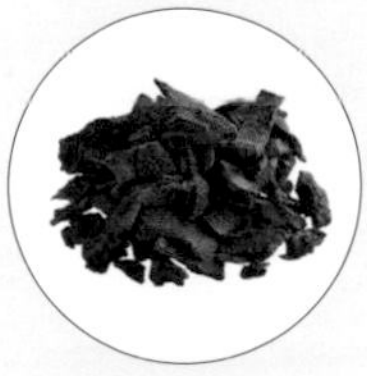

陳皮 30 克

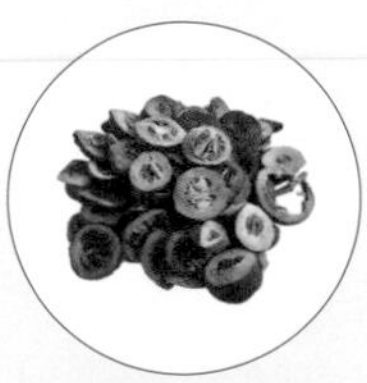

枳實 30 克

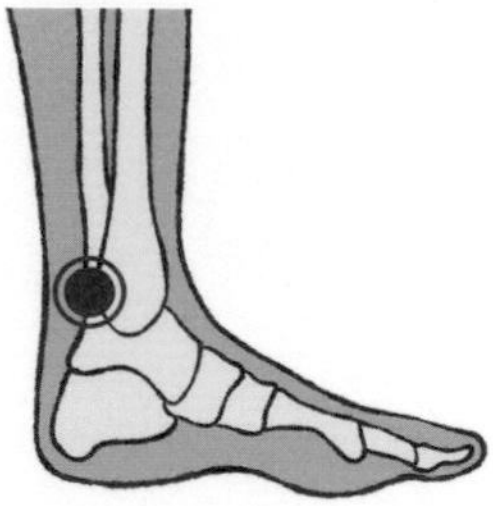

【太谿穴】

位於足內踝後方的凹陷處，是內踝尖和阿基里斯腱連線的中點。

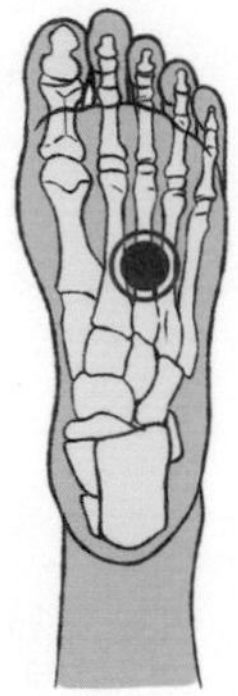

【湧泉穴】

位於腳板，在第二、三趾趾縫與腳跟連線的前三分之一凹陷處。另一個取穴方法，則是找尋腳板人字縫的交叉點。

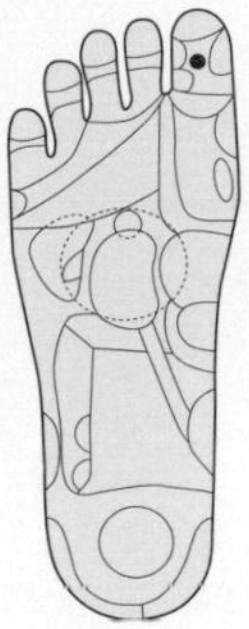

【腦垂體反射區】

位於雙腳大拇趾趾腹的中心點。

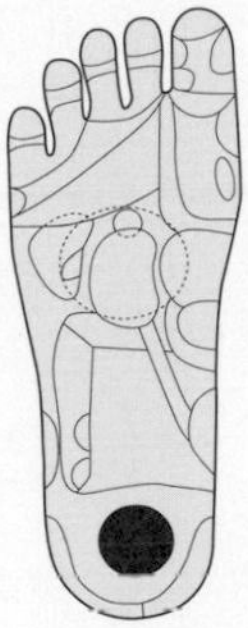

【生殖腺反射區】

位於雙腳足跟的中心。

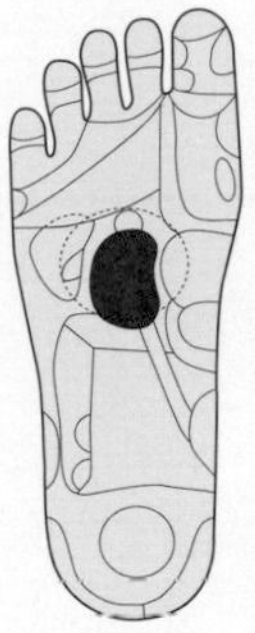

【腎臟反射區】

位在雙腳腳板彎曲時，產生的人字線後方區域。

國家圖書館出版品預行編目資料
特效中草藥足浴：泡一泡通全身，保健、長壽、養顏又治病 / 吳宏乾著 . -- 初版 . -- 新北市：幸福文化出版：遠足文化發行 , 2020.01
面；　公分 . --(健康養生區 Healthy Living；11)
ISBN 978-957-8683-81-5(平裝)
1. 藥浴 2. 腳

413.97　　108020294

健康養生區 Healthy Living 011

特效中草藥足浴

泡一泡通全身，保健、長壽、養顏又治病

作　　者：吳宏乾
責任編輯：梁淑玲
攝　　影：吳金石
封面設計：白日設計
內文排版：王氏研創藝術有限公司
插　　畫：王氏研創藝術有限公司

出版總監：黃文慧
副 總 編：梁淑玲、林麗文
主　　編：蕭歆儀、黃佳燕、賴秉薇
行銷企劃：林彥伶、朱妍靜
印　　務：黃禮賢、李孟儒

社　　長：郭重興
發行人兼出版總監：曾大福
出　　版：幸福文化／遠足文化事業股份有限公司
地　　址：231 新北市新店區民權路 108-1 號 8 樓
網　　址：https://www.facebook.com/happinessbookrep/
電　　話：（02）2218-1417
傳　　真：（02）2218-8057

發　　行：遠足文化事業股份有限公司
地　　址：231 新北市新店區民權路 108-2 號 9 樓
電　　話：（02）2218-1417
傳　　真：（02）2218-1142
電　　郵：service@bookrep.com.tw
郵撥帳號：19504465
客服電話：0800-221-029
網　　址：www.bookrep.com.tw

法律顧問：華洋法律事務所 蘇文生律師
初版一刷：2020 年 1 月
定　　價：399 元

Printed in Taiwan

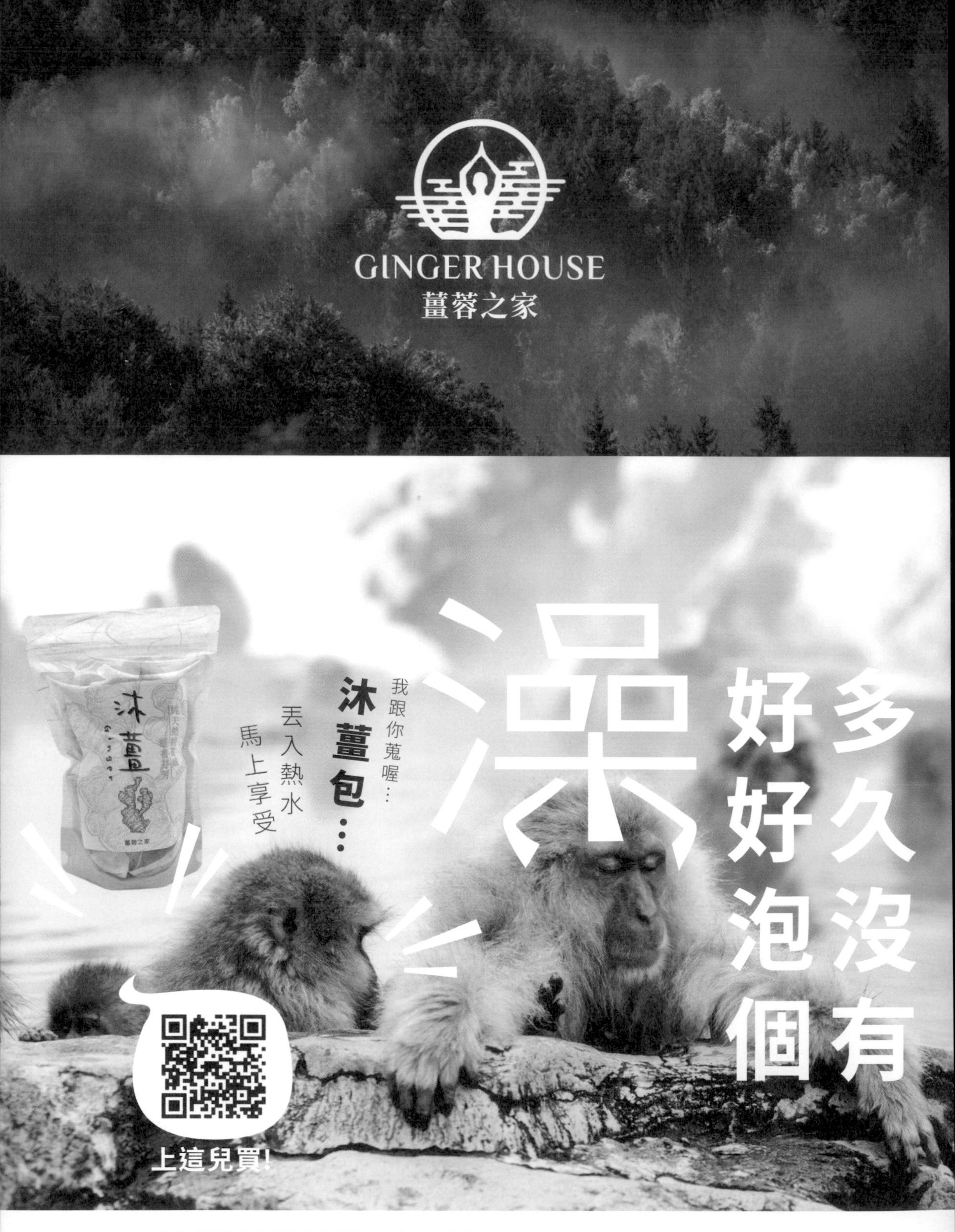
GINGER HOUSE
薑蓉之家
多久沒有
好好泡個
湯
我跟你蒐喔⋯
沐薑包⋯
丟入熱水
馬上享受
上這兒買!

\ 寄讀者回函 /

抽獎送好禮

· 台灣檜木工場 ·

泡腳桶

市價 4500 元

（共 6 名）

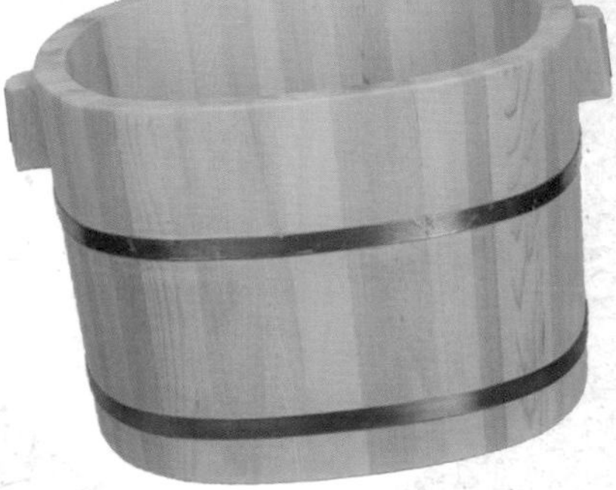

· 德國克奈圃 ·

原始鹽泉浴鹽 (500g)

市價 500 元

（共 10 名）

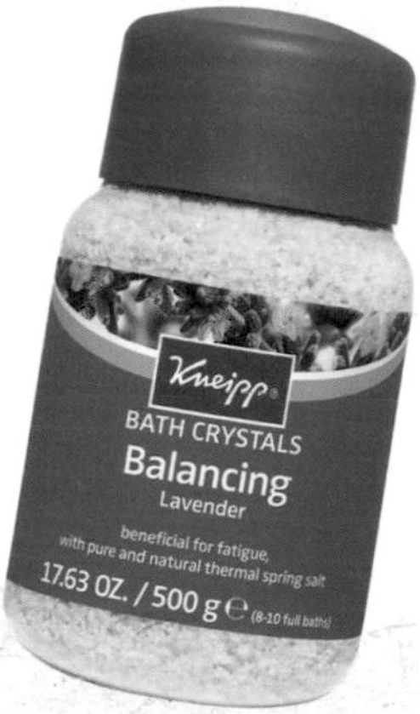

活動辦法｜購書填寫回函即有機會獲得：
- 「德國克奈圃」原始鹽泉浴鹽一罐 (500g)，市價 500 元，共 10 名
- 「台灣檜木工場」泡腳桶一個，市價 4500 元，共 6 名

活動時間｜請填妥書後之回函卡並剪下，於 2020 年 3 月 31 日前 (以郵戳為憑)，寄回「新北市新店區民權路 108-1 號 8 樓 幸福文化收」參加抽獎

公布時間｜於 2020 年 4 月 6 日抽出 16 位得獎者。
中獎名單請見「幸福文化粉絲團」

台灣檜木工場　Kneipp

請沿虛線剪下，黏貼好後，直接投入郵筒寄回

廣　告　回　信
臺灣北區郵政管理局登記證
第　1　4　4　3　7　號

請直接投郵，郵資由本公司負擔

23141

新北市新店區民權路 108-4 號 8 樓

遠足文化事業股份有限公司　收

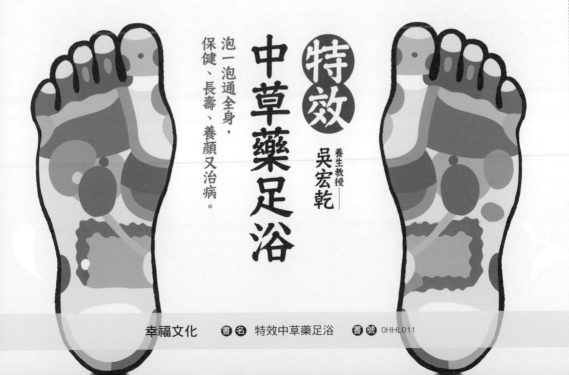

幸福文化　書名　特效中草藥足浴　書號　0HHL011

讀者回函卡

感謝您購買本公司出版的書籍，您的建議就是幸福文化前進的原動力。請撥冗填寫此卡，我們將不定期提供您最新的出版訊息與優惠活動。您的支持與鼓勵，將使我們更加努力製作出更好的作品。

讀者資料

●姓名：＿＿＿＿＿ ● 性別：□男 □女 ●出生年月日：民國＿＿年＿＿月＿＿日

●E-mail：＿＿＿＿＿＿＿＿＿＿

●地址：□□□□□＿＿＿＿＿＿＿＿＿＿

●電話：＿＿＿＿＿ 手機：＿＿＿＿＿ 傳真：＿＿＿＿＿

●職業： □學生 □生產、製造 □金融、商業 □傳播、廣告
□軍人、公務 □教育、文化 □旅遊、運輸 □醫療、保健
□仲介、服務 □自由、家管 □其他

購書資料

1. 您如何購買本書？□一般書店（ 縣市 書店）
□網路書店（ 書店） □量販店 □郵購 □其他
2. 您從何處知道本書？□一般書店 □網路書店（ 書店） □量販店 □報紙
□廣播 □電視 □朋友推薦 □其他
3. 您購買本書的原因？□喜歡作者 □對內容感興趣 □工作需要 □其他
4. 您對本書的評價：（請填代號 1. 非常滿意 2. 滿意 3. 尚可 4. 待改進）
□定價 □內容 □版面編排 □印刷 □整體評價
5. 您的閱讀習慣：□生活風格 □休閒旅遊 □健康醫療 □美容造型 □兩性 □文史哲
□藝術 □百科 □圖鑑 □其他
6. 您是否願意加入幸福文化 Facebook：□是 □否
7. 您最喜歡作者在本書中的哪一個單元：＿＿＿＿＿＿＿＿＿＿
8. 您對本書或本公司的建議：＿＿＿＿＿＿＿＿＿＿

幸福
文化

幸福
文化